LE CHOLESTÉROL

augmenter le bon
diminuer le mauvais

Du même auteur
dans la même collection LES CLÉS DU BIEN-ÊTRE
Aux éditions Médicis

La cure de raisin – *nettoyer son organisme*
Le diabète – *le gérer – le guérir*
Les graines germées – *une mine d'immense vitalité*
Nouvelles clefs pour mieux-vivre – *22 voies vers le bien-être*
Les oméga 3 6 9 – *vitalité du cerveau et du cœur*
Être mince – gérer son poids – *les vraies lois de la nature*
La nouvelle alimentation tome I – *réflexes de base*
La nouvelle alimentation tome II
son rôle pour éviter les maladies
L'excès d'acidité – *comment le pondérer*
Compléments alimentaires – *nécessaires pour être en forme*
Les huiles alimentaires – *choisir les meilleures*
Les algues alimentaires – *riches légumes de la mer*
L'argile – *beauté et santé du corps*
Le miel et les produits de la ruche
équilibre et santé au naturel

Aux éditions Dangles

L'apprentissage de la nutrition au quotidien – *265 assiettes sans fausse note*

Aux éditions Top'Vie

5, rue des myosotis
25200 Grand-Charmont

VIVRE OU NE PAS VIVRE
350 pages de préceptes de vie saine

Coordonnées de l'auteur

5, rue des myosotis
25200 Grand-Charmont
tél. 03 81 32 07 90 et 06 89 15 55 79
jmdelecroix@yahoo.fr

22, rue Huyghens, 75014 Paris
ISBN : 978-2-85327-343-5
contact@editions-medicis.fr

Jean-Marie DELECROIX

LE CHOLESTÉROL

augmenter le bon diminuer le mauvais

Éditions Médicis
204, boulevard Raspail
75014 Paris

AVERTISSEMENT

Les indications données dans cet ouvrage tiennent compte des résultats obtenus par divers chercheurs, par des tests et de nombreux contrôles effectués.

Les conclusions reproduites ici sont donc le reflet d'études sérieuses menées consciencieusement. Pour toute utilisation des produits décrits dans ce livre, il est conseillé de lire attentivement le mode d'emploi accompagnant ceux-ci et de demander conseil à un médecin ou à un pharmacien. En aucun cas, l'éditeur et l'auteur de cet ouvrage ne pourront être tenus pour responsables des conséquences d'une application incorrrecte ou imprudente de l'usage des produits ou des méthodes présentés dans cet ouvrage.

Qu'as-tu fait, ô toi que voilà
Pleurant sans cesse,
Dis, qu'as-tu fait, toi que voilà
De ta jeunesse ?

Paul Verlaine

Sommaire

L'obsession du cholestérol

10 millions de Français font la tête en arrivant au travail parce que leur taux de cholestérol n'est pas bon. 5 millions prennent des médicaments pour le traiter. Le médicament Crestor donne mal partout. Les personnes concernées suppriment dans leur alimentation tout ce qu'ils aiment. Ils pensent ainsi que leur vie sera meilleure.

Les chiffres à ne pas dépasser sont connus de tous. La problématique est que, sous couvert d'intention de bonne santé publique, les laboratoires pharmaceutiques baissent inexorablement les plafonds à ne pas atteindre, vendant ainsi davantage de médicaments. Il n'y a pas si longtemps, le taux de mauvais cholestérol à ne pas dépasser était de 1,5 g ; il y a peu de temps, il fut de 1 et maintenant on parle de 0,8 ! Personne n'est en dessous de 0,8 : chacun serait-il contraint à un médicament ?

Et pourtant, le mauvais cholestérol s'associe au calcium pour construire un conglomérat indestructible qui bouche nos artères, de plus en plus. C'est une réalité aussi ! 70 % de la population a au moins un risque cardiovasculaire : tabac, trop de cholestérol, hypertension, obésité ou surpoids, sédentarité.

Faisons connaissance…

Qu'est-ce que le cholestérol ?

Le cholestérol fait partie des lipides. Ce stérol se trouve dans toutes les cellules de l'organisme, donc aussi dans le sang. Il travaille à la synthèse des membranes de nos cellules et également à la composition de certaines de nos hormones (adrénaline, cortisol). Il est produit en particulier dans le foie et provient aussi de l'alimentation (viandes, produits laitiers, œufs, fruits de mer et poissons). Une quantité suffisante est nécessaire au maintien de la bonne santé, l'organisme en a besoin pour fonctionner. La qualité de ce cholestérol dépend de la qualité et de la quantité des gras ingérés. En revanche, un excès est inévitablement néfaste.

Trop de cholestérol entraîne une accumulation de gras dans les vaisseaux sanguins, ce qui obstrue la circulation sanguine et cause un arrêt ou explosion du cœur si les vaisseaux obstrués sont ceux qui amènent le sang au cœur, ou un accident vasculaire cérébral si les vaisseaux obstrués sont ceux qui amènent le sang au cerveau.

Il y a deux types de cholestérol

- Le cholestérol des lipoprotéines de faible densité appelé LDL. Il est dit « mauvais » car il cause des dépôts de gras dans les vaisseaux sanguins, ce qui peut nuire à la circulation sanguine et engendrer une crise cardiaque ou un accident vasculaire cérébral. Il faut donc essayer de maintenir ce taux sanguin de cholestérol LDL le plus bas possible.
- Le cholestérol des lipoprotéines de haute densité appelé HDL. Il est dit « bon » car il débarrasse les vaisseaux sanguins du mauvais cholestérol. Ce cholestérol HDL assure donc une protection contre les maladies du cœur. Il est bon que son taux soit élevé.

Moyen mémo technique pour les différencier : retenir H comme haut, par opposition à bas.

Le taux de cholestérol dans le sang augmente jusqu'à 50 ans, puis baisse à nouveau chez l'homme et continue d'augmenter chez la femme.

Trop de mauvais cholestérol bouche les artères

C'est le sang qui fabrique les plaques athéromateuses, lesquelles obstruent les artères. Ce sont des surcharges composées de calcium et de mauvais cholestérol. Les premières manifestations frappent l'aorte et les coronaires.

Le taux de cholestérol doit se situer entre 1,7 g et 2 g et non pas plus, comme annoncé par certains laboratoires d'analyses de sang. A l'hôpital de la Pitié Salpetrière à Paris, dans les services d'endocrinologie, on assure qu'avec ces taux, on ne «fait» pas d'accident coronarien, même si les autres facteurs de risque comme le tabac et l'hypertension existent. A 1 % de réduction du taux de cholestérol excédentaire dans le sang, correspond 2 % de baisse de la fréquence des accidents cardio-vasculaires. Le groupe de Recherche sur l'épidémiologie de l'artério-sclérose (G.R.E.A.) a démontré que les maladies cardiaques étaient 4 fois plus fréquentes chez les personnes à plus de 2,6 g de cholestérol dans le sang que chez les personnes ayant moins de 2 g.

Cependant, «le cholestérol est le chef d'orchestre du métabolisme des lipides, précurseur des hormones sexuelles et cortico-surrénaliennes, composante essentielle de la bile» comme écrit André Roux, hygiéniste nutritionniste. Les lipoprotéines de densité élevée HDL véhiculent le bon cholestérol. La faculté de solubiliser le cholestérol et de transformer les acides gras saturés en phospholipides combustibles dépend de l'équilibre bio-électronique du terrain sanguin. Celui-ci est conditionné par la qualité des aliments. Les femmes avant la ménopause ont plus de chance que les hommes sur ce terrain : les oestrogènes, ces hormones féminines bien connues, augmentent le « bon » cholestérol HDL et donc protègent des risques d'infarctus.

Si l'on énonce le problème du cholestérol, c'est que les maladies cardio-vasculaires sont tristement à l'honneur : elles entraînent le décès de plus d'un tiers des Français. Un français sur deux a une maladie de cœur ou des artères. Ceci est le lot de tous les pays dits les plus civilisés. C'est la rançon de ce qu'on appelle le progrès…

Deux substances jouent un rôle primordial dans la prévention des maladies cardio-vasculaires : le collagène qui permet d'avoir de bonnes parois circulatoires et l'élastine qui, comme son nom l'indique, leur donne toute leur élasticité.

La carence en cuivre

Lors de la 30e conférence annuelle sur la nutrition au Texas en 1975, le Docteur Haris a déclaré qu'en l'absence de cuivre dans les jeunes années, les vaisseaux sanguins présentent des points faibles, comme des trous laissés dans un mur de briques. Ces trous créent des ruptures cardio-vasculaires vers l'âge de 50 ans où la pression due au cholestérol est la plus forte. Le Docteur Leslie M. Klevay dit qu'une alimentation insuffisante en cuivre élève le taux de cholestérol sanguin et contribue à l'artériosclérose.

L'alimentation d'aujourd'hui est en général carencée en minéraux. Elle peut donc l'être en cuivre. Nous consommons beaucoup de pain blanc et insuffisamment de graines germées, de légumes verts, c'est pour cela que nous manquons de cuivre.

Le *Nutrition reports International* de mars 1975 et l'*American journal of clinical nutrition* de juillet 1975 nous informent: «Dans les pays industrialisés, où les maladies de cœur sont la principale cause de décès, beaucoup de lipides et de sucres, peu de fibres, des eaux douces débarrassées de leurs minéraux, ajoutés au tabac, à l'hypertension et l'absence d'exercice sont les autres facteurs principaux de risques de maladies de cœur». D'autres études aux Etats-Unis ont montré que la ration en cuivre prise journellement, était très inférieure aux besoins de 2 milligrammes.

Hélas, en plus d'un déficit en cuivre, notre alimentation moderne dite raffinée, entraîne d'autres carences. Déjà, sans cuivre, pas d'assimilation de fer, donc pas de fer. Si l'on consomme trop de zinc, il y a conflit d'influence avec le cuivre dans les intestins. Chez les malades sous médicaments, on a pu observer que le taux de cuivre baissait au fur et à mesure que le taux de zinc augmentait.

Par ailleurs, l'augmentation du taux de triglycérides circulant, la perturbation de l'équilibre des fractions du cholestérol, créent le diabète. Il est à noter que ces facteurs triplent le risque cardio-vasculaire.

Voici une nouvelle raison – s'il en était besoin ! – de ne pas prendre les minéraux en médicaments. En effet, la prise sous la forme de fruits et légumes ne crée pas ces inconvénients. Les aliments riches en zinc sont aussi riches en cuivre comme le foie, les fruits secs, les haricots et les pois. Vous voyez que la nature est bien faite.

Nos grands-mères ne se posaient pas de questions : les ingrédients qu'elles utilisaient étaient complets et comportaient le bon équilibre cuivre-zinc. Les aliments naturels sont riches en cuivre, les aliments raffinés n'en ont pas. La farine raffinée sert à fabriquer le pain, les pâtes, les biscuits, tout ce que les Français adorent. Il faut pourtant manger des aliments complets, riches en cuivre : les bonnes graisses, les noix, les pois, les haricots, les champignons, les avocats, tous les légumes verts, le foie de bœuf. Il n'y a pas lieu de rechercher de complément alimentaire de cuivre. Si l'on mange des légumes et fruits secs chaque jour, comme je le préconise dans cet ouvrage, l'apport en cuivre sera largement suffisant.

Mon expérience personnelle

Un ami me rencontre un jour et me demande conseil pour normaliser son taux de cholestérol. Celui-ci est – paraît-il – mauvais mais c'est de famille. Il prend 7 cachets par repas et n'en tolérera de ma part qu'un de plus. Il ne supporte pas l'idée de se mettre au régime, comme il dit, donc de réformer son alimentation. Je lui réponds donc que, devant tant d'ouverture, je déclare forfait ! Puis, pris de remords, je lui note sur un papier cette huile d'olive de première pression à froid. Cela le satisfait car s'il ne s'agit que de changer de rayon d'approvisionnement au supermarché ! Un mois plus tard, il me rencontre à nouveau avec un taux normal et surtout des jambes légères comme il n'en avait jamais connues.

Les radicaux libres

Ce sujet est très à la mode ces temps-ci en matière de communication de santé. Il est vrai qu'il s'agit d'une réalité qu'il est important de connaître.

Les radicaux libres sont des molécules errantes, qui sont instables et essaient en permanence de se fixer sur des éléments biochimiques sains qu'elles rencontrent. Leur instabilité résulte du fait qu'elles ont un électron de rencontre, un peu comme une « âme en peine de cœur », qui leur conférera alors la stabilité. Elles proviennent par exemple de molécules d'eau qui se brisent et libèrent des radicaux libres possédant des électrons libres disponibles. Leur vie ne dure que quelques micro-secondes. La réaction « d'accouplement » avec l'électron choisi est une réaction vive qui entraîne une série en chaîne de milliers de molécules dans l'organisme. Les lipides ainsi attaqués s'oxydent et créent des toxines, poisons de l'organisme.

Les radicaux libres contribuent au vieillissement prématuré de l'organisme, donc participent à des maladies telles que le cancer, l'artériosclérose et les maladies dégénératives.

L'organisme fabrique ces radicaux libres selon un processus contrôlé chez un sujet sain. C'est un processus d'autorégulation entre la production et la destruction. Souvent, surtout de nos jours où la pollution est omniprésente, ce processus est déséquilibré et il y a vieillissement prématuré de l'organisme.

Nous vivons en plein paradoxe. Notre société a été capable de progrès médicaux considérables. Des opérations chirurgicales allongent la vie en intervenant rapidement de façon salutaire. Dans un tel contexte, nous devrions tous passer le cap de 100 ans. Mais les cellules de notre organisme vieillissent prématurément. L'un des deux phénomènes détruit l'autre. Certains peuples retirés dans la brousse ou la montagne vivent plus sainement mais ne bénéficient pas de certains progrès médicaux. Nous, par contre, usons et abusons de la médecine et des médicaments, mais les radicaux libres nous font vieillir prématurément. Le deuxième paradoxe, et le plus grave, est que nous savons tout cela, mais que nous prenons que très peu de mesures pour progresser, qui, de plus, sont souvent contradictoires. Il semble que vendre, vendre et vendre encore des milliards de médicaments soit devenu le seul objectif!

Les conséquences de cette errance des radicaux libres sont l'apparition des lipofucines au niveau cutané et cérébral. On détecte cette réalité dans ces petites tâches brunes qui apparaissent par exemple sur la peau externe de la main à partir d'un certain âge. Le métabolisme des protéines est aussi perturbé et avec lui la structuration de l'organisme.

Comment combattre ce phénomène ? Il s'agit d'un phénomène oxydant (semblable à la rouille). A titre d'exemple, citons quelques maladies graves où les mécanismes d'oxydation sont prépondérants : fixation du mauvais cholestérol et infarctus, cirrhose du foie, arthrose, arthrite, maladie d'Alzheimer, artériosclérose, emphysème, cataracte. Toute action antioxydante est donc bénéfique. Participent à cette action les vitamines du groupe B, notamment B1, B2, B6, les vitamines C et surtout E, ainsi que la vitamine A. Le zinc, le fer, le cuivre et surtout le roi sélénium ont une action prépondérante. Les compléments alimentaires naturels ont donc ici leur place de choix !

Il faut aussi éviter certaines circonstances néfastes comme les séances de radiothérapie, la prise d'alcool, de tabac, les expositions exagérées au soleil, une surconsommation de médicaments, un mauvais équilibre en minéraux et oligo-éléments.

Encore une fois, seule la vie saine peut prévenir la prolifération des radicaux libres.

L'hypertension

Le nombre d'hypertendus est énorme. L'hypertension est un facteur important d'accident cardio-vasculaire. Parmi les autres risques, on peut citer l'obésité, le diabète, la mauvaise élasticité des artères, la surcharge du sang en acide urique, triglycérides et cholestérol, le tabac, le terrain héréditaire peut-être, le stress permanent. L'hypertension – c'est presque de la plomberie! – est une tension trop forte sur les parois artérielles. Attention danger pour les «tuyaux»! Pensons au tensiomètre, à sa façon de mesurer la tension! Cette tension est trop forte si les artères manquent d'élasticité, si le sang n'est pas assez liquide, ou si le cœur pompe le liquide avec tension.

La pression systolique (premier chiffre) est la pression juste après la contraction du cœur. La pression diastolique (deuxième chiffre) est la pression la plus faible au cours du cycle. Evidemment, la signification de ce deuxième chiffre a autant d'importance que celle du premier. Ces deux chiffres doivent avoir le rapport maximum suivant: 14/9, 13/8,5, 12/8.

Au-dessus de 14/9, on est en présence d'hypertension.

Les athéromes

Le cœur propulse le sang dans les artères. L'artériosclérose est le durcissement des artères. Le sang a alors plus de mal à circuler. Si des plaques appelées athéromes obstruent le passage, le sang est freiné. Ces athéromes sont un conglomérat de calcium et de mauvais cholestérol en excès. Et si le cœur a une faible énergie, il propulse le sang sans force. Si l'organisme présente toutes ces anomalies à la fois, c'est Waterloo !

Les déséquilibres du pH dans le corps humain

Le déséquilibre acido-basique crée des dysfonctionnements par des surcharges de toxines et déchets où prolifèrent microbes, micro-organismes néfastes, parasites. Dans cet état, les oxygénations et la circulation se font mal. Les tissus s'abîment et commence alors la dégénérescence comme l'arthrose, les ulcères, les rhumatismes, le diabète, l'obésité, les migraines chroniques, les maladies de peau, les troubles nerveux, les fermentations intestinales, les sinusites chroniques, le mauvais cholestérol, etc... tout ce que nous n'avons pas en venant au monde.

L'homme surveille bien le pH de sa piscine ou de son aquarium pour éviter les catastrophes... mais il est beaucoup plus négligeant avec son propre corps qu'il ne surveille pas assez !

Le pH trop alcalin favorise la prolifération microbienne. Le pH trop acide rend les toxines non solubles. En chimie, on dit que l'acide urique se précipite en urates. La soude caustique alcaline, qui est dans toutes les lessives, rend le contenu du bac de lavage alcalin et les saletés se dissolvent puis quittent le linge.

En créant un terrain en équilibre acido-basique par une alimentation et un drainage efficace de notre corps, le métabolisme du cholestérol se fera bien mieux.

Nettoyer son organisme

Il est presque impossible de rencontrer une personne qui a une vie parfaitement saine. Ce qui nous est proposé en matière d'alimentation et de contexte de vie aujourd'hui en est particulièrement éloigné. Dans nos pays dits civilisés, tous les organismes des personnes souffrant de maladies chroniques et graves sont trop acidifiés et c'est la cause de leur maladie.

C'est le fléau majeur des pays riches : artériosclérose, arthrite, arthrose, acide urique, cancer, constipation, défenses immunitaires faibles, diabète, douleurs de dos, eczéma, brûlures et ulcères d'estomac, goutte, maladies cardio-vasculaires, mauvais cholestérol, migraines, obésité, ostéoporose, muqueuses enflammées, problèmes de peau, rhumatismes, urémie, soit autant de manifestations nettes d'un terrain acide de notre organisme.

Nos cellules font trempette dans l'acidité ! En permanence ! Il est donc nécessaire de nettoyer l'organisme.

Le jeûne

Il s'agit de ne rien manger, juste boire de l'eau si nécessaire. L'organisme se met alors à se nettoyer de lui-même. On peut faire cela un jour, ou plusieurs mais en cas de jeûnes prolongés il est préférable, d'être suivi par des thérapeutes compétents. La pratique du jeûne un jour fixe par semaine est très recommandée.

La cure de raisin

Elle se pratique en fin d'été, août, septembre voire octobre. Il s'agit de manger du raisin, que du raisin, avec éventuellement quelques raisins secs (peu car l'index glycémique est à 65) et du vrai jus de raisin. On ne prend aucun autre aliment. Cette cure est préconisée depuis l'antiquité et à certaines époques plus récentes, en Europe, le corps médical vantait ses « effets miracles ».

On peut opter pour 1 jour, 3 jours, 1 semaine, 3 semaines… de cure, suivis de jours de reprise alimentaire particulière. Vous trouverez tous les détails dans mon livre *La Cure de raisin* dans la même collection chez le même éditeur.

Le raisin nous apporte tout : il est parfaitement complet, aussi complet que le lait maternel. Il va désacidifier l'organisme et, ce faisant, le nettoyer petit à petit.

Les peaux de raisin : le resveratrol

Le paradoxe français est bien connu : nous mangeons trop gras et nous avons pourtant le plus faible taux de maladies cardiaques des pays anglo-saxons. C'est grâce au vin ! Une étude auprès de 70 000 personnes a montré 20 % de cancers en moins pour 1 ou 2 verres de vin par jour. Une autre étude a démontré que la consommation de vin freinait l'apparition des tumeurs. 12 000 personnes étudiées ont présenté un cœur en meilleure forme grâce au vin.

C'est grâce au resveratrol que l'on trouve dans la peau de raisin noir et aussi dans le vin. Il arrête la prolifération des cellules cancéreuses. On vient enfin de comprendre pourquoi il est si efficace pour guérir tous les cancers. Comme le ginkgo biloba, il élastifie nos artères et induit un effet vasodilatateur, ce qui améliore la circulation. Il favorise le bon cholestérol, chassant ainsi le mauvais. Il fait baisser les triglycérides. Il empêche l'agrégation plaquettaire. C'est aussi un excellent anti-oxydant et anti-inflammatoire. Il est précieux pour combattre la maladie d'Alzheimer et le diabète. L'université de Bordeaux annonce, après une étude sur 4000 personnes, une réduction de 75 % des risques d'atteinte de la maladie d'Alzheimer, en consommant du vin et du raisin donc. Il diminue les risques d'ostéoporose et de dépression chez nos dames à la ménopause.

La cure de citron

Il s'agit de consommer des jus de citrons, de 1 à 9 par semaine de façon graduelle, au printemps. Voir le chapitre sur les aliments favorables.

Evitons les produits laitiers animaliers

La consommation des produits laitiers a été multipliée par vingt depuis la dernière guerre. En parallèle, on reconnaît à notre alimentation une responsabilité entière dans les maladies dégénératives. Les produits laitiers comme le beurre et le fromage sont les aliments naturels les plus riches en graisses saturées, donc mauvaises. Même les produits écrémés en contiennent encore beaucoup. Nous connaissons maintenant la corrélation entre les principaux cancers du côlon, du pancréas, du sein, de la prostate, de l'utérus et la consommation de graisses saturées. Les Docteurs Chen Jushi, Campbell, Petot l'ont mis en évidence.

Le Pr Menetton de l'INSERM déclare que le calcium des produits laitiers animaux n'est pas fixé par l'homme et le Pr Remesy de l'INRA affirme que le fromage en fait perdre. Pour nos grands-parents, dont le terrain n'était pas acide, leur lait de vache pouvait peut-être être utile. Aujourd'hui, nos corps sont acides et la consommation de lait ne fait qu'aggraver cette acidité.

Le lait et son apport en calcium sont une idée très à la mode. Pour un même volume, beaucoup d'aliments contiennent plus de calcium. Il est exact qu'il y a du calcium dans le lait mais la véritable question n'est pas d'avaler du calcium, ce que nous faisons tous dans nos pays trop nourris. La véritable question est de l'assimiler: nous le répéterons encore inlassablement car certaines théories ont la vie dure! Rappelons-nous toutes les publicités sur ce lait qui n'apporte rien, où un beau jeune homme dit: « il nous faut du calcium, il y a du calcium dans le lait, buvons du lait »… on dirait un syllogisme de Socrate!

Pourtant, le lait favorise l'artériosclérose à cause de sa caséine. Cet effet est renforcé par le lactose, sucre essentiel du lait. Ainsi, de cette façon, le lait augmente le taux de mauvais cholestérol dans le sang. Le lait fait diminuer la sécrétion biliaire chez l'adulte alors même que par ailleurs le corps cherche inlassablement à augmenter la sécrétion de bile pour transporter et éliminer les toxines. Les selles sont claires. C'est que le cancer du côlon a déjà fait son œuvre.

En fait, le lait déminéralise. Les scientifiques chinois ont démontré que le lait et son calcium augmentaient les risques d'ostéoporose et, de ce fait, est responsable de la décalcification de l'organisme. En buvant du lait, on prend du calcium mais, par là même, on fixe moins bien tout le calcium apporté par les autres aliments. C'est réussi !

Donc, l'ostéoporose n'est pas un manque de calcium, c'est un problème d'acidité, d'insuffisance hormonale, de manque de mouvement.

Mangeons de la viande une ou deux fois par semaine seulement

Le Docteur Georges Monnier dénonce la surconsommation de viande et de graisses : « L'analyse comparée de la consommation de viande et de graisses par habitant, du taux de constipation dans la population, ainsi que du taux de maladies cardio-vasculaires, du taux de cancers de tous types et surtout du côlon, entre les pays pauvres et les pays riches montre les faits suivants : plus on consomme de viande et de graisses, plus la constipation est fréquente, plus les affections cardio-vasculaires sont fréquentes, et plus les cancers de tous types sont fréquents ».

La viande est un aliment mort, c'est-à-dire sans énergie vitale. Après sa digestion qui requiert beaucoup d'énergie, subsistent beaucoup de toxines et d'acide urique. La viande contient beaucoup trop de graisses saturées et de mauvais cholestérol. Sa responsabilité est entière dans la recrudescence des maladies cardio-vasculaires. Elle apporte peu de vitamines, peu de minéraux. Le Docteur Paul Carton écrit : « La viande stimule l'appétit, les sécrétions digestives et procure une euphorie indéniable. Mais ses capacités d'excitation sont défectueuses car elles sont excessives et tiennent à des matériaux toxiques. Aussi, après avoir trop vigoureusement sollicité les activités digestives et générales, elle détermine consécutivement une baisse d'énergie et, par suite, elle nécessite des rappels d'excitation de plus en plus grands et rapprochés. La viande incite à manger, pousse à la suralimentation et entraîne à boire de l'alcool pour aider à soutenir le débit de forces toujours prêtes à faiblir, parce que trop violemment sollicitées ».

Un bon conseil consiste à la réserver aux repas d'invitations, le midi. Le soir, jamais de viande, laissons notre foie se reposer et s'épurer, pour un nouveau départ dans de bonnes conditions au lever le lendemain matin. Nous aurons intérêt à préférer la viande blanche, la viande sans sauce, et, si elle est rouge, grillée et saupoudrée de persil frais haché ou de sarriette fraîche.

La consommation de mauvais sucres

Chez les gens du sud, bons consommateurs de fruits, par rapport aux gens du nord et leurs éternelles pommes de terre avec du pain, le diabète est moindre et les taux de mauvais cholestérol plus faibles. Une alimentation à index glycémique faible entraîne aussi des taux de mauvais cholestérol LDL, des triglycérides plus faibles.

Une alimentation saine doit comporter des pains « rustiques » complets, du riz basmati (à préférer aux pommes de terre), des légumes secs, verts, et surtout des fruits à foison en dehors des repas, pour éviter l'acidité. Et on ne peut guère, par les fruits, abuser de sucre, car ils contiennent tellement d'eau que nous sommes vite saturés.

Il n'est pas possible dans chaque livre de reproduire le détail de chaque sujet. Pourtant les index glycémiques sont une notion capitale dans l'alimentation. Référez-vous à mes livres sur *Le diabète le gérer le guérir*, *Le Miel* ou *Être mince*, qui vous donnent les index glycémiques de tous les aliments ainsi que la classification des « bons sucres ». Les index glycémiques ont également une influence directe sur les mécanismes du cholestérol.

Comment s'y retrouver dans les nutriments conseillés?

J'ai un problème d'excès de cholestérol et/ou pas assez de bon et/ou trop de mauvais! Alors j'ai la chance de trouver dans ce livre tous les aliments et compléments alimentaires favorables. Mais c'est vrai qu'il y en a beaucoup.

Je ne sais pas lequel choisir

Alors je lis les vertus de l'ail, du psyllium, etc... et je choisis l'aliment ou le complément qui a le plus grand nombre de propriétés dont j'ai besoin: l'ail si, en plus de mon mauvais cholestérol, j'ai des problèmes cardiaques et de l'hypertension, de la même façon: le psyllium si je suis fragile des intestins, sujet à la diarrhée ou à la constipation chronique.

Ceci est un conseil qui vaut de l'or. C'est ainsi que l'on choisit aussi telle huile essentielle plutôt qu'une autre, tel médicament homéopathique. Dans ce dernier cas d'ailleurs, le nombre de CH monte avec le nombre de symptômes rencontrés différents.

Je ne sais pas où les trouver

Demandez toujours conseil dans les magasins diététiques ou, si vous êtes bredouille… appelez-moi !

Les aliments favorables

Les fibres

Les fibres sont les bons amis des diabétiques car elles ralentissent l'absorption du sucre dans les intestins. On les trouve dans les légumes, les fruits et les céréales complètes. Donc une alimentation riche en fibres alimentaires peut, entre autres, réduire les besoins en insuline. Les fibres alimentaires contribuent également à faire baisser le taux de cholestérol dans le sang. Les fibres solubles sont particulièrement recommandées. On peut les trouver dans l'orge, l'avoine, les légumineuses, certains fruits comme les pommes, les abricots, les pêches, la rhubarbe, les fraises et les fruits séchés. On les trouve également dans les légumes comme le brocoli, le chou, la carotte, le navet et la pomme de terre.

Donc, on prendra des fibres même au petit-déjeuner qui comportera des fruits secs, du pain complet ou des céréales complètes. La prise de son d'avoine est très bénéfique. La cancoillotte, ce fromage franc-comtois, est très riche en fibres et maigre de surcroît. Ispaghul et Garcinia avant le repas sont deux plantes très utiles de part leur richesse en fibres.

Les protéines

Ce sont nos fournisseurs d'acides aminés. Ils participent à la synthèse de l'insuline. Poissons, œufs, soja, légumineuses, oléagineux sont très utiles. Les légumineuses sont aussi une bonne source de protéines et fibres à la fois. C'est bien d'y penser comme font les Québécois avec leurs fameuses soupes aux pois ! Un yaourt au soja est également une bonne idée de protéine végétale.

Il ne faut pas consommer que des protéines animales car la substitution des protéines animales par des protéines végétales permet d'abaisser le cholestérol sérique et de maîtriser la néphropathie.

L'ail

Il est connu pour ses innombrables vertus depuis la nuit des temps. Il convient d'en abuser. Il aide à la digestion, même si les apparences sont trompeuses. Il lutte contre les problèmes de toux et d'enrouement. Il diminue les risques d'infarctus et améliore la circulation. C'est un grand agent préventif contre le cancer. Il augmente le bon cholestérol. Quant à l'odeur de l'haleine : aïe… il ne vous reste plus qu'à convaincre votre partenaire !

L'huile essentielle d'ail est particulièrement efficace en cas d'excès de cholestérol et d'hypertension. Je voudrais dire que c'est un « remède » d'urgence, tant son efficacité est rapide. Prendre deux gouttes avec beaucoup d'eau le matin et le soir, en dehors des repas.

L'artichaut

Ses bractées sont des habituées de nos tables. En phytothérapie, on utilisera la feuille. L'artichaut active la sécrétion biliaire. Les lendemains d'excès gastronomiques, après une prise de 15 ml d'extrait fluide, la sécrétion de la bile est renforcée et on observe une amélioration très rapide de la « crise de foie ». De ce fait, il est très diurétique et hypocholestérolémiant. Il est utilisé en cure pour « vider » la vésicule biliaire et nettoyer le foie et les reins. Par ailleurs, ses indications sont du type : insuffisance hépatique, régénération des cellules du foie, constipation chronique, surcharge en cholestérol, artériosclérose, obésité, encrassement hépatorénal, urée, goutte, rhumatisme, etc... Il régénère les cellules hépatiques.

Le pissenlit

Au printemps, quel passionné de vie saine ne fait pas une grande cure de pissenlits sauvages midi et soir au cours des repas ? En phytothérapie, on en utilise les racines et les feuilles. Jacques Brel disait que cette plante « assure le rinçage du filtre rénal et l'essorage de l'éponge hépatique ». C'est une excellente définition !

Son nom latin Taraxacum dens leonis est présent dans tous les complexes homéopathiques de drainage. De la même façon, on l'utilise en infusions, suc de racines macéré dans l'alcool pour nettoyer foie et reins. Par ailleurs, le pissenlit est utile dans tous les cas d'insuffisance hépatorénale, excès de cholestérol, rhumatismes, dermatoses, fermentations.

C'est LE DRAINEUR de printemps par excellence, car c'est le seul qui n'évacue pas notre potassium si précieux. Au contraire, il en apporte. A cette période de l'année, les magasins, les marchés et les prés en regorgent ! Laissons-les vivre dans nos jardins, ils sont si précieux…

L'aubergine

Elle est très peu calorique, elle est donc à la base de tous les régimes de nettoyage et de perte de poids. Elle est diurétique, laxative, et fait baisser le mauvais cholestérol. Elle stimule le foie, la vésicule biliaire, le pancréas, les intestins, la rate, les reins et le coeur. Elle calme l'excitation cardiaque. Dans l'alimentation, il est préférable de la consommer crue ou bien mûre. En effet, si elle n'est pas bien mûre, elle contient de la solanine qui est une substance toxique. On peut en faire des cataplasmes pour les brûlures et les abcès, où elle relâche les muqueuses en cas d'inflammation.

La cure de bouleau

Cet arbre de la sagesse offre :

- ses feuilles pour éliminer les excès d'urée, acide urique, chlorures. C'est stimulant, dépuratif et sudorifique
- ses bourgeons pour désengorger les ganglions lymphatiques, aussi pour l'évacuation des déchets, de l'acide urique, du mauvais cholestérol, de l'excès d'eau, des œdèmes, de la cellulite, en cas d'arthrose, de calculs et d'arthrite
- son écorce pour stimuler le système digestif, faire baisser la fièvre, régler les problèmes de peau. C'est aussi dépuratif
- sa sève pour combattre les calculs urinaires. C'est détersif.

Il est également bénéfique en cas de vertiges, d'excès de cholestérol, de goutte, de calculs urinaires, d'obésité, d'arthritisme, d'hypertension, d'artériosclérose,... Le bouleau s'utilise en infusions et décoctions. C'est un grand détergent. En cure de printemps, son efficacité est remarquable !

Le citron

On peut le consommer en petites quantités dans les assaisonnements de salades et crudités. L'utilisation du citron est très utile en cas d'insuffisance circulatoire, rhumatisme ou arthrite, artériosclérose, hypertension, déminéralisation, ostéoporose, décalcification, certaines lithiases, acidité sanguine, excès de cholestérol ou triglycérides, obésité, aphtes, parasites, divers problèmes de peau, de vers. C'est donc, de plus, un toni-cardiaque et tonique veineux. Ce ne sont là que quelques applications-types car son action en usage tant interne qu'externe est véritablement infinie. Signalons pour l'anecdote la désinfection des fruits par trempage en eau avec addition de jus de citron et l'action bactéricide pour les huîtres.

En résumé, le citron a, en plus de ses apports copieux en vitamines et minéraux, des propriétés diurétiques, désacidifiantes et donc reminéralisantes. C'est un aliment très important.

Le petit pois

Il est fournisseur d'énergie. C'est un allié dans la lutte contre l'excès de cholestérol et le diabète. Concernant le cholestérol, l'apport de fibres contenues dans la graine germée de petit pois aide à diminuer le taux de mauvais cholestérol. Les graines germées interviennent directement dans la baisse du taux de glycémie.

Toutes les noix, noisettes et amandes

De nombreuses études ont démontré que la prise régulière de fruits à écale, de noix, noisettes et amandes diminue le cholestérol sanguin LDL. La championne est la noix qui provoque une baisse de 50 % du risque cardio-vasculaire pour 20 grammes chaque jour, en réduisant en même temps les graisses saturées. C'est inouï!

Ce phénomène est dû à leurs oméga 3 à l'œuvre mais aussi aux phytostérols, à la structure semblable au cholestérol, ce qui leur permet de « pacter » avec le mauvais cholestérol dans les intestins et d'en diminuer l'absorption en se substituant à lui. La prise de 2 grammes par jour de ces phytostérols fait baisser le taux de cholestérol de 10 %. Qui dit mieux ?

La pomme

Nous ne consommons que 12 kilos de pomme par an et par habitant, alors même que nous avons le choix entre 150 variétés différentes.

Ce fruit exemplaire est riche en sels minéraux et vitamines. Il active les métabolismes, protège l'appareil nerveux, régénère les organes, la peau, empêche les infections.

La pomme contient des sucres comme le glucose, le fructose, le saccharose, le pentosane, des acides maliques, des pectines, toutes sortes de vitamines : A, B1, B2, B5, C, H, PP, des protéines, du fer, du phosphore, du calcium et du potassium qui a un rôle prépondérant.

L'Hôpital d'Angers a mené avec ses chercheurs une expérience concluante sur 123 hommes et 112 femmes de cinquante ans environ. Quelle richesse de cette société qui démontre rigoureusement ce que l'on sait depuis longtemps ! Remarquez bien que cela calme les sceptiques ! Ces cobayes avaient tous un excès de cholestérol sans pour autant être vraiment malades. Pendant deux mois, ils ont mangé trois pommes par jour en plus de leur alimentation habituelle. Leur taux de cholestérol a baissé.

En fin d'été apparaissent les premières pommes. C'est le moment de faire dire la vérité à ce dicton anglais célèbre: «Une pomme chaque jour et faire la nique au médecin».

Mon docteur m'a interdit les œufs

Pourtant, ils sont bons. Leur assimilation est facile. Ils sont riches en protéines et en lécithines. Ils stimulent le foie par régénération de ses cellules. Le bruit court que les oeufs donnent du cholestérol. Oui! Du bon cholestérol! La biotine, vitamine B très utile, est annihilée par l'avidine, substance du blanc d'œuf cru. Ce phénomène n'existe plus si l'œuf est cuit. L'albumine que certains mettent en avant est une protéine essentielle à la vie.

Une amie du Nord, Béatrice m'appelle un jour. C'est la catastrophe. Elle fait une jaunisse. L'analyse de sang indique les transaminases à 4000 au lieu de 30 à 40 au maximum. C'est beaucoup, elle n'est pas bien. Le médecin lui a conseillé l'hôpital un moment. Comme je lui indique une réforme alimentaire simple, on vient à parler des œufs. Je lui en recommande chaque jour comme je le fais pour tout un chacun. Elle s'étonne avec véhémence car le médecin lui a défendu les œufs. Surtout pas d'œuf ! Elle s'exécute cependant. Au bout de 6 jours, les transaminases sont à 800. Une semaine après à 70. Et une semaine plus tard encore, dans la normale. Si on la laisse agir, la nature revient toujours à la santé. Mais mon amie est ennuyée : comment aller expliquer cela à son médecin ? Je lui ai conseillé de dire qu'elle était allée à Lourdes.

Des preuves ?

Une étude médicale sur 117 000 hommes et femmes en bonne santé a démontré que la consommation d'un œuf par jour n'avait aucune incidence sur le risque cardio-vasculaire et la création d'athérome. D'autres études annoncent d'ailleurs que les aliments riches en cholestérol ne détruisent pas le bon équilibre dans le sang, sachant que la préconisation prédominante par contre est la réduction des graisses saturées.

« In vino veritas » Buvons du vin

Un bon vin, vinifié correctement par un bon vigneron, sans ces adjuvants sordides en excès, est naturel et bon pour la santé. Bien sûr, il s'agit de le consommer avec modération. Nous recommandons un verre au repas du midi (pas le soir). Le tanin contenu dans le vin s'associe à la vitamine P pour stimuler la digestion en dynamisant la vésicule biliaire et améliorant l'élasticité des artères, tout en diminuant leur obstruction par la fixation du cholestérol.

Ce sont surtout les effets des acides lactiques, citriques et tartriques présents qui activent les sucs gastriques, pancréatiques et biliaires. Le bon vin naturel renferme beaucoup de vitamines et d'oligo-éléments. Il dissout certains alcaloïdes difficiles à éliminer autrement. Une très sérieuse étude médicale a démontré que les maladies cardio-vasculaires sont en moindre proportion chez les consommateurs modérés de vin. N'oublions pas qu'angor, angine de poitrine, angoisse sont, étymologiquement parlant, des synonymes et que le vin diminue l'angoisse.

De plus, le vin lutte contre les allergies par son apport de manganèse, contre le diabète et la mauvaise assimilation des excès de sucre par son chrome. Réceptacle de soleil, le vin apporte fer, cuivre, zinc, calcium, magnésium, silice, cuivre et vitamines B, C.

Le rôle capital des bonnes huiles par rapport au mécanisme du cholestérol

On trouve 3 sortes d'acides gras

Les deux catégories à éviter ou à réduire

Les ACIDES GRAS SATURES ou AGS. On les trouve dans les produits laitiers, le beurre, la margarine, les fromages, la végétaline, les pâtisseries, les viandes, la charcuterie, les graisses animales, la graisse de coco et de palme, l'huile d'arachide. On en consomme 20 fois plus que les autres alors qu'ils sont à éviter. Ils fabriquent notre obésité, nos problèmes de diabète, cardio-vasculaires, inflammatoires, nos triglycérides en surplus et notre mauvais cholestérol. Agglomérés au calcium, ils tapissent l'intérieur de nos vaisseaux sanguins et les bouchent. Ils sont responsables de 98 % de nos maladies dites modernes : cardio-vasculaires et neurodégénératives.

Les ACIDES GRAS « TRANS ». On les trouve dans certains aliments : produits laitiers, bœuf, agneau, pâtisseries, craquelins, biscuits habituels, beignets, gâteaux de boulangerie, muffins, croissants, grignotines et dans les produits frits comme les frites, fritures et aliments panés. Ils se forment aussi lors de l'extraction des huiles, selon le procédé, ainsi que des huiles et graisses partiellement hydrogénées. Ces gras trans sont largement utilisés dans l'industrie agro-alimentaire car ils permettent une meilleure conservation des pâtisseries. On peut trouver une concentration allant jusqu'à 50 % de gras « trans ». A ce stade, ce sont de véritables poisons. Dans les aliments comme les produits laitiers, on en trouve 2 à 10 %.

Les trois catégories à privilégier

Les ACIDES GRAS MONO-INSATURES ou AGM que l'on trouve surtout dans des huiles végétales de première pression à froid. Ils protègent notre organisme des maladies citées ci-dessus, dans le cadre d'une alimentation bien équilibrée. C'est dans cette catégorie que l'on trouve les oméga 9 (acide oléique).

Les ACIDES GRAS POLY-INSATURES ou AGP ou vitamines F que l'on trouve principalement dans des huiles végétales de première pression à froid et les poissons gras comme le saumon, la sardine. C'est dans cette famille que l'on trouve les oméga 6 (l'acide linoléique) ainsi que les oméga 3 (acide alpha-linolénique).

LES ACIDES GRAS POLY-INSATURÉS ESSENTIELS ou AGE. Ils sont indispensables à la formation des prostaglandines : hormones capables de modifier la contraction musculaire, la sécrétion des glandes, les fonctions des plaquettes, de la respiration et le métabolisme des lipides. Elles sont capitales pour le bon fonctionnement du corps humain.

Les acides gras mono-insaturés et les acides gras poly-insaturés sont appelés acides gras insaturés : AGI. Ce sont ces gras qui favorisent la fabrication du bon cholestérol.

Les acides gras oméga 3

Deux sources nous les proposent

Les aliments sont classés ci-après par ordre dégressif d'apport ; les meilleurs sont donc en tête de classement.

- les produits végétaux : l'huile de périlla, les graines et l'huile de lin, les huiles de cameline, rose musquée, chanvre, pépin de cassis, noix, colza, foie de morue, soja, salade de pourpier. Toutes ne sont pas disponibles et adaptées à la table familiale. Il va sans dire qu'il faut que ce soient des huiles vierges de première pression à froid car le procédé d'extraction modifie fortement leurs propriétés et le rendement : soyez donc vigilants !
- les produits marins, poissons gras des mers froides : maquereau, saumon, hareng, truite de lac, thon, esturgeon, flétan, anchois, sprat, sardine, rouget, fruits de mer. Consommez-les plutôt sauvages et frais car congelés, ils perdent rapidement leurs oméga 3.

Des compléments alimentaires fabriqués à partir de ces huiles sont également proposés dans les magasins diététiques.

Leur rôle est important pour notre organisme

- diminution du mauvais cholestérol et fabrication du bon
- protection de tout le système cardio-vasculaire, élasticité des veines et artères, fluidité du sang, régulation de la tension artérielle, protection contre l'agrégation plaquettaire, diminution des risques d'infarctus, diminution des triglycérides dans le sang
- hydratation et ralentissement du vieillissement de la peau
- régulation du diabète voire contribution à la guérison, amélioration de la sensibilité à l'insuline
- anti-inflammatoire
- protection du cerveau, réduction des risques de maladie d'Alzheimer
- prévention du cancer, réduction des tumeurs
- réduction de l'obésité
- combat le stress et la dépression, très efficace pour les maniaco-dépressifs, tristesse, insomnie, manque de libido, anxiété
- combat les allergies, l'asthme
- améliore tous les problèmes dits féminins dont la ménopause

- renforce les membranes des globules blancs qui font l'immunité
- intervient dans le goût, la vision, l'ouïe
- pour David Servan-Schreiber, c'est la clé de l'équilibre émotionnel.

Près de Milan, pendant quatre ans, l'institut Mario Negri a observé 11 000 patients ayant fait un infarctus pendant les trois mois précédents. Ils ont été traités au « médicament oméga 3 ». Leur risque de mortalité globale a baissé de 20 %, par cause cardio-vasculaire de 30 %, par cause de maladie coronarienne de 35 %, de mort subite de 45 %. Pas mal ! Rappelons qu'il y a 100 000 cas d'infarctus par an en France avec 20 % de décès immédiats et 10 % dans l'année qui suit.

Une autre étude Gissi en Italie a été menée sur 11 324 sujets cardiaques. Elle a démontré les mêmes effets bénéfiques.

Par opposition aux graisses saturées, rigides, les graisses insaturées sont plus flexibles, les membranes de nos cellules sont de la même matière. Les Esquimaux souffrent peu du froid dans des conditions terribles parce que ces acides gras ne se figent pas aux basses températures. Le sang est plus fluide et les canaux ne se bouchent pas.

On distingue trois types d'oméga 3 :

- acide alpha-linolénique : ALA
- acide eicosapentanoïque : EPA
- acide docosahexanoïque : DHA

L'acide alpha-linolénique (ALA)

C'est un acide essentiel car l'organisme ne peut pas vivre sans, mais il ne sait pas le fabriquer. Par contre, il participe à la réalisation des deux autres acides, EPA et DHA. Ceci peut même vouloir dire que les huiles de poisson riches en oméga 3 ne sont pas absolument nécessaires et qu'il ne faut peut-être pas en prendre systématiquement, puisque le corps sait fabriquer les EPA et DHA. Par contre, sans ces acides gras essentiels ALA, le processus ne se fait pas, il n'y a pas vie et il faut donc en consommer.

Dit autrement : les huiles de poisson ne sont pas des acides gras essentiels. Il se peut cependant que notre corps ne soit pas armé pour constituer les EPA et DHA complètement, surtout si nous sommes malades, et dans ce cas, ces huiles sont très utiles.

Durant la première année de la vie de l'enfant, le cerveau se développe très rapidement et la matière solide du cerveau est composée à 60 % d'acides gras essentiels.

Les acides gras essentiels (tous confondus) constituent une bonne partie de notre cerveau d'adulte.

L'élasticité de notre peau et sa sécheresse éventuelle nous renseignent sur l'état de toutes nos cellules qui ne sont pas différentes. Ce sont ces acides gras essentiels qui donnent élasticité à la peau et aux membranes cellulaires.

On les trouve surtout dans les huiles de périlla, lin, rose musquée du Chili, cameline, chanvre, noix, pépin de cassis, colza, soja, germe de blé, dans la salade de pourpier et dans tous les légumes verts.

Pour tenir compte des facilités d'achat dans le commerce et des prix, nous retiendrons les huiles de lin, cameline, chanvre, noix, colza.

L'acide eicosapentanoïque (EPA)

Comme dit précédemment, l'acide alpha-linolénique (ALA) permet de synthétiser l'acide EPA dans le corps. On peut aussi le trouver dans l'alimentation comme les poissons gras (maquereau, saumon,...). Cet EPA se transforme en eicosanoïdes qui protègent le cœur, les veines, les artères et le cerveau et qui ont des propriétés anti-inflammatoires et anti-allergiques.

On trouve les EPA dans les huiles de ces poissons par ordre décroissant : hareng, thon, saumon, anguille, maquereau, sardine et dans une moindre mesure : sébaste, plie, carpe, truite, flétan, cabillaud, sole.

Mais je rappelle que le corps peut les fabriquer à partir des ALA.

L'acide docosahexanoïque (DHA)

Il provient également d'oméga 3. On le trouve aussi dans les mêmes poissons. Son rôle est très important pour le cerveau, la rétine et les spermatozoïdes. On l'appelle aussi l'acide cervotique car il est un des principaux constituants des neurones et du cerveau.

On le trouve aussi dans ces poissons par ordre décroissant : foie de morue, thon, saumon, maquereau, sardine, hareng, anguille, truite, flétan et dans des proportions moindres : plie, cabillaud, sole, sébaste, carpe.

Le total EPA + DHA place en tête les huiles de thon, hareng, saumon, maquereau, sardine et foie de morue.

Les acides gras oméga 6

Ils jouent un rôle important pour le métabolisme du cholestérol, le système nerveux, le système circulatoire, l'immunité, les allergies, les inflammations.

On distingue quatre types d'oméga 6:

- acide linoléique: AL
- acide gamma-linolénique: AGL
- acide dihomo-gamma-linolénique: DGLA
- acide arachidonique: AA

L'acide linoléique: AL

C'est le seul acide gras essentiel des oméga 6. On a déjà vu cette notion d'« essentiel » qui veut dire que l'organisme ne sait pas le fabriquer mais qu'il ne peut pas pour autant s'en passer. A partir de l'AL, l'organisme peut fabriquer ces autres acides gras.

On trouve cet acide linoléique dans les huiles d'alimentation courante par ordre décroissant: onagre, pépin de raisin, tournesol, chanvre, noix, maïs, germe de blé, soja, coton, pépin de cassis, rose musquée, bourrache, amande, colza, lin, olive.

L'acide gamma-linolénique : AGL

Plusieurs problèmes de santé nuisent à sa bonne synthèse dans le corps à partir de l'AL : mauvais cholestérol, beaucoup de mauvais gras partout, vieillissement, diabète, alcool, tabac, acidité de l'organisme.

Pourtant, le corps a souvent besoin d'AGL car lors du cycle menstruel, du vieillissement et lors de certaines maladies, la fabrication d'AGL peut être insuffisante. Il faut donc recourir à des compléments alimentaires.

Heureusement on le trouve par ordre décroissant dans les huiles de bourrache, pépins de cassis, onagre.

L'acide dihomo-gamma-linolénique : DGLA

Il ressemble au précédent dont il provient. Seul le lait maternel en fournit directement. Il a les effets des oméga 6 en général.

L'acide arachidonique : AA

Cet acide est un dérivé du DGLA. Il provient directement du jaune d'œuf et des gras animaux.

Il assure la cicatrisation et réduit les allergies. Mais attention, l'excès entraîne l'arthrite, l'eczéma, le psoriasis et quelques maladies auto-immunes.

Les acides gras oméga 9

L'acide oléique est un acide gras mono-insaturé. Nous l'avons vu, c'est le plus abondant des acides gras à chaîne longue dans notre organisme. C'est un acide gras mono-insaturé qui peut être synthétisé par l'organisme.

Son nom vient de l'huile d'olive, mais il est abondant dans toutes les huiles animales ou végétales. C'est un excellent aliment énergétique. Il fait diminuer le mauvais cholestérol et stimule le fonctionnement du système immunitaire

Il est aussi utilisé pour la fabrication des savons.

Au premier rang des huiles contenant des oméga 9, on trouve l'huile d'olive qui en contient 73 % environ. Viennent ensuite l'huile de canola avec 58 % et l'huile d'arachide avec 55 %. Certains produits animaux et également l'avocat en contiennent également.

Nous recommandons...

Ces apports nutritionnels en bonnes huiles pour un adulte :

- ALA : 2 g/jour
- DHA : 0,12 g
- EPA + DHA : 2 à 3 g

Le ratio oméga 6/oméga 3 constaté dans nos habitudes alimentaires varie de 10 à 30. Les experts préconisent 5, certains 3, certains 1. D'autres experts encore ont aussi fixé à 4 g l'apport d'oméga 6 par jour et 6 g au maximum. Autant d'oméga 3 que d'oméga 6 est une bonne idée selon le docteur David Servan-Schreiber.

Contentons-nous des rapports 1/1 : oméga 6 = oméga 3 et EPA = DHA.

En pratique et à titre d'exemple, il faut 4 cuillères à café d'huile de noix ou 5,5 cuillères à café d'huile de colza pour atteindre l'objectif ALA de 2,7 g.

Si nous concentrons notre apport d'EPA + DHA grâce aux huiles de poissons habituels peu riches en graisses, il faudrait consommer chaque semaine de 200 à 800 g de poisson selon qu'il est gras ou peu gras. C'est beaucoup ! Notre consommation actuelle fluctue autour des 80 g et nos habitudes vont vers les poissons les plus maigres comme le cabillaud.

Les Français consomment 0,15 à 0,2 g/jour d'EPA + DHA. Ceci suffit à expliquer le taux élevé de problèmes de cholestérol qui sont si souvent l'objet de nos conversations et de nos obsessions ! Cela suffit aussi à engendrer les maladies cardio-vasculaires et les 8 millions de comprimés contre l'insomnie et la dépression, pris chaque soir…

Vous avez compris que les oméga 3 et les oméga 6 sont en opposition, tout en étant alliés dans la lutte contre le mauvais cholestérol. Le pire est qu'ils utilisent la même réserve nutritive : vitamines et minéraux. S'il ne faut pas d'excès de graisses saturées, il ne faut pas non plus d'excès d'oméga 6. Les effets positifs de ces oméga présentés jusqu'ici s'inverseraient alors. Les maladies cardio-vasculaires en grand nombre viennent aussi des surplus en oméga 6, et les carences en oméga 3 laissent les inflammations nous envahir.

Sans doute faudra-t-il recourir à des compléments alimentaires en gélules d'huile de lin ou de saumon, riches en oméga 3 car l'industrie agro-alimentaire a privilégié les oméga 6 : huiles de carthame, tournesol, arachide.

Il faut consommer des huiles pressées à froid

Comme la graisse de bœuf et le saindoux, le beurre est une graisse animale saturée, donc à la qualité très nettement inférieure à celle des huiles végétales. Le beurre déminéralise, donne du mauvais cholestérol stable mais est riche en vitamines A. Très peu de beurre cru, non fondu surtout, peut être associé aux repas s'il est d'excellente qualité, c'est-à-dire si les vaches ont une nourriture naturelle. Mais attention, l'excès et la cuisson le rendent dangereux.

Il ne faut consommer que des huiles vierges de première pression à froid, non hydrogénées. Les autres sont de véritables poisons. On utilise les graines ou les fruits dits oléagineux pour en extraire l'huile par pression ou par solvants.

Le pressage à froid

Ce procédé conserve tous les nutriments essentiels. Ici pas de chauffe. On ne chauffe pas les fruits, ni les meules au chalumeau, on n'ajoute pas d'eau bouillante, travers que l'on rencontre le plus fréquemment. L'huile de sortie de pressoir doit être à température ambiante et surtout ne pas dépasser 40°C.

C'est la doctoresse suisse Kousmine qui a mis en lumière l'importance de la valeur des huiles quant à la guérison de la sclérose en plaques et des cancers. De nos jours, on y ajouterait le diabète et les maladies d'Alzheimer et de Parkinson. Elle appelait vitamines F ces oméga. Elle s'est aperçue que les maladies reprenaient de plus bel quand ses patients consommaient à nouveau des huiles du commerce courant. Selon elle, au delà de 40°C, tous les enzymes sont détruits. En l'absence de ces vitamines F, nos cellules ne font pas barrage aux toxines. Le célèbre Professeur Joyeux leur attribue un rôle primordial dans la prévention des maladies cardio-vasculaires. Voyez à ce sujet mon livre *Les oméga 3 6 9*, dans lequel sont cités de nombreux extraits d'études médicales.

Pendant la guerre, les huiles devinrent rares et les fabricants se mirent à chauffer les graines, méthode qui triple le rendement. C'était tentant de continuer de la sorte. Mais une fois chauffées, ces huiles n'étaient pas présentables car foncées, mal odorantes et troubles. Vint alors l'idée d'ajouter des produits chimiques divers pour remédier à ce problème. Elles deviennent plus belles, elles se conservent bien mais elles sont mortes, polluantes et nocives. Elles n'apportent même plus ce qui fait l'intérêt d'une huile.

On dit souvent que des normes ont fixé des seuils à ne pas dépasser en terme de quantité de produit chimique toxique rajouté. C'est exact. Mais 1 000 fois un petit peu finit par faire beaucoup ! Et « trois fois rien c'est déjà quelque chose » comme disait notre regretté Raymond Devos. Notre organisme recèle des quantités de résidus qui empoisonnent nos cellules.

Puis le marketing développe son cortège inventif de tromperies. Une huile « raffinée » fait penser à « pure » alors que pour être raffinée, elle subit des transformations invraisemblables à haute température, qui détruit tout ce qui est bon.

Vérifiez auprès de votre fournisseur que votre huile achetée n'a pas été préchauffée. C'est très courant. Et l'on trouve sur l'étiquette malgré cela : « pression à froid ». J'ai goûté des huiles d'olive fabriquées par la mère d'un ami à l'occasion de mes cours de naturopathie : elles avaient le goût de l'olive. Miracle ! J'en ai peu goûté de pareilles du commerce depuis…

On obtient ces huiles par pressage hydraulique ou mécanique, centrifugation ou frappe à l'aide de petits marteaux.

Certaines huiles comme l'huile de germe de blé ne peuvent pas s'obtenir par pression à froid : le rendement est nul. Par contre, toutes les huiles-santé que nous préconisons et qui sont les meilleures s'obtiennent bien en dessous de 40°C : lin, chanvre, colza, olive, noix, onagre et bourrache.

Une huile pressée à froid se conserve beaucoup moins longtemps qu'une autre : le quart du temps environ. Ainsi le temps de conservation varie entre un an et quelques semaines.

Des témoignages médicaux probants

Des chercheurs lyonnais ont proposé à des patients un régime crétois à base d'huiles d'olive et de noix, associées au pourpier. Les risques d'infarctus ont diminué de 70 %. Une étude de l'unité INSERM de nutrition et physiopathologie vasculaire de Lyon a suivi 606 patients pendant 27 mois. Les résultats mettent en lumière une baisse des plaquettes sanguines qui sont une des causes de l'infarctus.

303 cardiaques reçurent pendant 27 mois la nourriture habituelle préconisée pour les cardiaques. 303 autres adoptèrent le régime crétois qui consiste à ne consommer que 8 % de graisses et surtout des céréales, des

légumes et des fruits, un peu de poisson, très peu de fromage, très peu de viande et un peu de vin. Ils font la cuisine à l'huile d'olive. Les gens du Midi connaissent bien les résultats de cette étude pour les vivre au quotidien depuis longtemps.

Ces deux groupes ont consommé la même quantité de lipides. Pendant ces 27 mois, 16 cardiaques moururent dans le groupe aux habitudes diététiques conventionnelles contre seulement 3 chez les Crétois. 17 eurent un nouvel infarctus chez les premiers contre 5 seulement chez les amateurs d'huile d'olive. Par contre, les taux de cholestérol et de triglycérides sont les mêmes pour les deux groupes, ce qui démontre au passage le caractère peu efficace de ces critères de surveillance. Les médecins Lorgeril et Renaud qui publient cette étude ne s'expriment pas sur l'explication de ce paradoxe. Pourtant, leur étude scientifiquement menée est très intéressante car elle confirme ce que bon nombre de thérapeutes de médecines dites douces recommandent. Ces médecines sont douces... mais fortes dans leurs résultats, car le travail de l'huile d'olive se fait au niveau cellulaire.

Mon expérience personnelle

J'ai obtenu des résultats intéressants sur la régénération de la gaine de Schwann des personnes atteintes de sclérose en plaques. Pour cela, la méthode consiste à prendre différentes huiles bien choisies, entre les repas plusieurs fois par jour, comme bien évidemment les huiles de lin, olive, pépins de cassis dont les qualités sont magistrales (ici pas question de prix!). On peut les prendre avec une cuillère à soupe de miel et quelques gouttes d'essences végétales judicieusement choisies. On y associe les huiles de saumon en gélules, la lécithine de soja en gélules également et des extraits forts de ginkgo biloba. On peut aussi utiliser ces huiles en pratiquant des massages de la partie inférieure des jambes ou de la voûte plantaire. Le surcroît d'énergie induit irriguera le chemin des méridiens d'acupuncture et donc les organes à activer.

Si l'on suit ces préceptes, les résultats sont au rendez-vous dans l'amélioration de la sclérose en plaques, la maladie d'Alzheimer, la maladie de Parkinson, la dépression dite nerveuse, la perte de mémoire, les maniaco-dépressions et toutes les maladies cardio-vasculaires.

Les huiles pressées à chaud (et donc trafiquées) sont à éviter

Par pression à chaud

Afin de faciliter l'extraction et surtout d'augmenter les rendements, les graines et fruits sont préalablement broyés et chauffés, mais ce sont aussi les meules qui peuvent être chauffées. On peut également utiliser de l'eau chaude ou tous ces procédés à la fois! Le jus qui en sort est foncé et puant. Pour le commercialiser, il faut donc le raffiner, le trafiquer. Le fait de le chauffer a fait perdre ses propriétés majeures. C'est même dangereux: car au-delà d'une certaine température, cette huile devient toxique.

Par solvants

Après la première pression, restent des tourteaux contenant encore de l'huile récupérable. Des solvants sont ajoutés pour dissoudre l'huile, les résines et résidus. Les solvants utilisés et autorisés font peur: essence B de pétrole ou hexane, butane, propane, cétone, alcool éthylique ou éthanol, alcool isopropylique ou isopropanol. Et on raffine tout cela pour obtenir un aspect clair. Bon appétit !

Le raffinage

Contrairement à la pression à froid, la pression à chaud et l'usage de solvants sont des techniques qui requièrent des raffinages. Ces traitements produisent un liquide insalubre, foncé, mal odorant, avec des impuretés en suspension. On va utiliser encore d'autres traitements, nocifs en général, pour masquer tous ces inconvénients.

La démucilagination

L'acide sulfurique et phosphorique procèdent à ce qu'on appelle la démucilagination. Ils éliminent, par association puis centrifugation, les mucilages, résines et phosphatides. Outre le fait que ces produits chimiques ajoutés font un peu peur, ils éliminent bon nombre de phospholipides, pourtant très utiles au cerveau.

L'élimination d'acides gras

On cherche aussi à éliminer des acides gras bas de gamme en trop grande quantité par adjonction de soude caustique. Celle-ci, triturée avec l'huile, donne des substances saponiphères que l'on sépare du reste par centrifugation et qui, ainsi captées, serviront à faire des lessives industrielles. Ces acides gras, même bas de gamme, pourraient pourtant servir à « lessiver » nos cellules ! Par ce procédé, ce sont encore des constituants utiles qui sont évacués.

Le lavage

Un petit lavage suivi d'un séchage permettront de récupérer encore quelques savons.

La décoloration

Par le procédé de décoloration qui suit, on va encore écarter des acides gras utiles. Le liquide est encore trop trouble et foncé. Il faut le vendre clair et « propre » ! L'objectif sera atteint par l'utilisation de terres argileuses imbibées d'acides phosphorique et sulfurique, des charbons actifs, du bichromate de potassium, du thiosulfate de sodium.

La désodorisation

Tous ces procédés chimiques utilisés confèrent à notre jus d'extraction des odeurs fortes et désagréables. Evidemment ! On le chauffe alors à 200°C en injectant sous vide de la vapeur d'eau pour éliminer les odeurs. On y ajoute du chlorure de zinc pour parfaire le tout. Voilà pour l'odeur !

La recoloration

Nous allons maintenant recolorer notre jus pour en faire une belle huile de couleur or comme les cheveux du petit Prince. Curcumine, acide curruinique, orcéine, cariténoïdes feront l'affaire.

Les antioxydants ajoutés

Ainsi trafiqué chimiquement, notre jus ne risque plus aucune oxydation. Pour en être bien certaine, l'industrie ajoute encore des antioxydants, sans nécessité aucune puisque les acides gras ne risquent plus de rancir : les hautes températures les ont détruits.

Les huiles pressées à chaud et par solvants sont des produits inutiles, morts et nocifs. C'est une entreprise grave ! Ils vont contribuer à faire de nos cellules des « choses bizarres » que l'organisme ne reconnaît plus et qu'il éjecte, ce qui induit l'apparition des maladies auto-immunes.

Pour moi, seules les huiles biologiques vierges extra de première pression à froid sont des huiles alimentaires. Sachez profiter de leurs bienfaits !

Quelle huile consommer ?

Les huiles de poissons gras des mers froides

L'acide oméga 3 alpha-linolénique (ALA) permet de synthétiser dans le corps l'acide eicosapentanoïque soit EPA, comme on l'a déjà dit. On peut aussi trouver l'EPA dans l'alimentation comme les poissons gras (maquereau, saumon, etc…). Cet EPA se transforme en eicosanoïdes qui ont les effets bénéfiques suivants :

- bon mécanisme du cholestérol
- protection du cœur
- protection des veines et artères
- amélioration du cerveau
- anti-inflammatoire
- anti-allergique

On trouve les EPA dans ces poissons :

• hareng	2,0 %
• thon	1,4 %
• saumon	0,8 %
• anguille	0,3 %
• maquereau	0,6 %
• sardine	0,6 %
• sébaste	0,3 %
• plie	0,3 %

• carpe	0,2 %
• truite	0,15 %
• flétan	0,15 %
• cabillaud	0,07 %
• sole	0,03 %

On trouve aussi l'acide docosahexanoïque (DHA) dans les mêmes poissons. Son rôle est très important pour le cerveau, la rétine et les spermatozoïdes. On l'appelle aussi l'acide cervotique car il est un des principaux constituants des neurones et du cerveau.

On le trouve aussi dans les poissons suivants :

• foie de morue	8,3 %
• thon	2,1 %
• saumon	1,9 %
• maquereau	1,1 %
• sardine	0,8 %
• hareng	0,7 %
• anguille	0,6 %
• truite	0,5 %
• flétan	0,4 %
• plie	0,2 %
• cabillaud	0,2 %
• sole	0,15 %
• sébaste	0,15 %
• carpe	0,1 %

Le total EPA + DHA place le thon en tête, suivi du hareng, saumon, maquereau et enfin de la sardine.

Les huiles végétales

Nous allons vous les présenter par ordre décroissant en fonction de leurs effets sur le mécanisme du cholestérol. Cette hiérarchisation n'est pas figée car telle huile peut être plus favorable pour tel aspect et telle autre pour une autre piste.

Retenez les huiles utiles qui ont un rôle important bénéfique dans le mécanisme du cholestérol :

- l'huile d'olive
- l'huile de lin
- l'huile de noix
- l'huile de chanvre
- l'huile de colza
- l'huile de noisette
- l'huile d'argan

que nous étudierons dans le détail...

En résumé

Le problème du cholestérol vient surtout du choix des huiles alimentaires

1. Il faut éviter les acides gras et trans : produits laitiers, animaux, pâtisseries, produits frits
2. Les acides gras mono-insaturés (oméga 9) : huiles d'olive, noisette, colza, avocat, argan
   - diminuent le cholestérol total
   - réduisent le mauvais cholestérol LDL
   - ne réduisent pas le bon cholestérol HDL
3. Les acides gras poly-insaturés (oméga 6 + oméga 3) : carthame, bourrache, onagre,…
   - diminuent le cholestérol total
   - réduisent le mauvais cholestérol LDL
   - réduisent aussi le bon cholestérol HDL : ce n'est pas le but !
4. Les acides gras poly-insaturés oméga 3 seuls : lin, chanvre, colza, noix et maquereau, saumon, thon, hareng, sardine

- diminuent le cholestérol total
- réduisent le mauvais cholestérol LDL
- augmentent le bon cholestérol HDL

En conséquence de quoi, en veillant à un taux faible de gras saturés, nous étudierons dans le détail les huiles de

- lin, chanvre, colza, noix pour leurs oméga 3
- olive, noisette et argan pour leurs oméga 9

Elles sont classées par ordre d'intérêt décroissant.

Et nous oublierons les bonnes huiles que sont carthame, avocat (saturés élevés), bourrache et onagre qui rendent des services mais ne sont pas optimales dans le secret de la réussite du cholestérol maîtrisé.

L'huile d'olive

Composition de l'huile en acides gras

- saturés : 13 %
- oméga 9 : 73 % dont 72 % d'acide oléique
- oméga 6 : 13 % d'acide linoléique
- oméga 3 : 1 % dont 0.6 % d'acide alpha-linolénique

Au premier rang des huiles végétales, elle est le chef de file des oméga 9. Elle doit être consommée régulièrement. Comme elle ne comporte presque pas d'acide alpha-linolénique oméga 3, il faudra lui adjoindre des huiles de lin, chanvre, noix, colza (dans l'ordre décroissant d'ALA).

De plus, l'olive verte contient notamment des vitamines A et B, du calcium, du soufre, du phosphore, du fer, du manganèse.

A titre indicatif, voici un tableau, de la composition d'une olive verte et d'une olive noire du même arbre, selon le Professeur Lautié :

Composition en %	Olive verte	Olive noire
Eau	75	0
Lipides	15	59
Substances extractibles	8	33
Celluloses	1	4
Protides	0,6	3
Cendres	0,4	1

Arbre : l'olivier était cultivé vraisemblablement déjà 3000 ans avant Jésus Christ. Le Roi David missionna des gardes spéciaux pour assurer sa protection contre les voleurs.

L'olivier est reconnu depuis très longtemps comme étant un des bienfaits de la terre, compte tenu des nombreuses vertus qu'il dispense, notamment au travers de son bois, de ses fruits et de ses feuilles. Nos ancêtres n'ont pas attendu les laboratoires et les analyses pour comprendre, ou devrais-je dire ressentir eux-mêmes, les bienfaits impressionnants de cet arbre. Sophocle (-495/-405 avant J.-C.) lui dédia une strophe dans une de ses chansons : « L'arbre inégalé, l'arbre inégalable, qui sans cesse surgit et resurgit. » Columelle, célèbre agronome romain du Ier siècle après JC et contemporain de Sénèque, dit de lui : « l'olivier est le premier d'entre les arbres, et l'huile d'olive est la première d'entre les huiles ».

Son écorce et ses feuilles ont des vertus médicinales et la consommation de son huile est synonyme de bonne santé.

Fruit utilisé : il existe plusieurs variétés d'olives dont la picholine, l'amellau, la tanche. L'olive atteint sa maturité en octobre. L'olive brute est immangeable. Elle requiert plusieurs transformations avant de pouvoir être consommée. L'olive verte est une olive qui n'est pas arrivée à maturité contrairement à la noire. Elles sont donc toutes les deux issues du même arbre. Entre les deux stades, l'olive est violette. Je le précise car il m'arrive en conférence de sonder mes congénères et de remarquer que certains pensent qu'il s'agit de variétés différentes. Voici le doute définitivement levé !

Description de l'huile : taux d'acidité très bas (0,5 %). Huile vert-jaune fruitée.

Utilisation en cuisine : une huile d'olive peu fruitée se marie bien avec des aliments dont on veut préserver le goût fort ou relevé. Une huile d'olive très fruitée peut, quant à elle, accompagner des aliments demandant à être relevés comme des salades vertes, du pain. L'huile d'olive qui est moyennement fruitée se marie bien avec les fruits de mers et les carpaccios.

Autre utilisation: en pharmacologie et en cosmétologie.

Bienfaits dans les troubles de santé: elle lutte contre les troubles cardio-vasculaires, les thromboses artérielles. Elle régule le transit intestinal, elle fait chuter le mauvais cholestérol et augmente un peu le bon. Elle est riche en antioxydants qui combattent le vieillissement des cellules, elle contribue à la souplesse des artères, elle est sédative et purgative, elle augmente la sécrétion de la bile. Pour la peau, elle est adoucissante, calmante et rafraîchissante. Elle revigore les cheveux fatigués, secs et cassants.

L'huile d'olive «ésotérique»

Elle est considérée comme une huile sacrée lors de certains rituels qui l'utilisent pure ou en mélange. C'est le cas du «Saint-Chrême», mélange d'huile d'olive et de baume utilisé lors des baptêmes, de la bénédiction des cloches ou lors de la consécration des évêques. Elle est utilisée pure comme huile d'extrême onction. Pour le Professeur Raymond Lautié, docteur ès-sciences, l'huile d'olive était utilisée lors de cérémonies religieuses bien avant le Christianisme, «parce qu'aux yeux des méditerranéens et de leurs clients, elle représentait l'or liquéfié, la lumière matérialisée du Soleil, le sang joyeux de la Terre, la nourriture précieuse offerte en remerciement et en vénération à la divinité. » Jusqu'en 1793, on utilisait un mélange comprenant de l'huile d'olive pour le sacre des rois de France.

La consommation

De nos jours, nos instruments d'analyses ont permis de mettre en avant sa composition et ses vertus.

Sa consommation ne cesse de progresser. Avec plus de 3 millions de tonnes, elle a augmenté de 23 % en 2004 par rapport à la moyenne des cinq années précédentes. L'Espagne en produit presque la moitié et la France 0,2 %, les oliviers ayant beaucoup souffert de la canicule. La consommation annuelle est variable selon les pays :

- Grèce 25 litres soit une moyenne d'environ 7 cuillères à soupe par jour !
- Espagne 13 litres
- Italie 12 litres
- France 1,3 litre

Cependant, les Français plébiscitent l'huile d'olive : celle-ci est deux fois plus utilisée dans l'assaisonnement et trois fois plus dans la cuisson qu'il y a 10 ans. Cependant, il faudrait se rapprocher des Grecs et atteindre 4 à 5 cuillères à soupe par jour.

L'huile d'olive a un taux d'acidité faible et se digère très bien. Elle ne rancie pas, se conserve facilement à une température d'environ 18°C de préférence dans des bouteilles opaques, en évitant la lumière et les changements brusques de températures.

Variez les plaisirs de cette huile en la mariant avec des fruits, des épices. Aromatisée aux citrons entiers, elle accompagne les tartares, marinades, poissons, crustacés, asperges, courgettes... Elle peut être aromatisée avec des plantes ou des huiles essentielles : 1 à 2 gouttes par litre qui apporteront en plus leurs vertus thérapeutiques et leur pouvoir antioxydant.

Si vous utilisez des aromates, veillez à les faire préalablement sécher à l'air ou au four à température basse. La macération durera entre 2 à 3 mois. Vous pouvez utiliser le thym, la sauge, le laurier, la marjolaine, le basilic, le clou de girofle, le romarin et bien d'autres encore.

L'huile d'olive est considérée comme appartenant aux bons acides gras qui sont des constituants essentiels de notre organisme. Ils servent notamment de « véhicules » aux vitamines, ils nous protègent au mieux des changements de température un peu comme un manteau, ils sont d'excellents carburants.

L'huile d'olive, une huile de santé

Des scientifiques américains viennent de découvrir qu'elle permettrait de diminuer l'expression d'un gène impliqué dans la transformation de cellules normales en cellules tumorales. Ce gène serait retrouvé chez 20 à 30 % des patientes souffrant d'un cancer du sein. L'huile d'olive permettrait également d'améliorer de façon significative le traitement par un anticorps médicamenteux monoclonal, utilisé contre les cellules cancéreuses. Sa renommée n'est plus à faire dans la lutte contre les maladies cardio-vasculaires notamment. Les régimes méditerranéen et crétois sont donc bons pour la santé.

L'huile d'olive et le cholestérol

Le cholestérol est utile à l'organisme et au cœur en particulier. Des études épidémiologiques sérieuses ont été réalisées aux Etats-Unis. Elles démontrent qu'on attendait les huiles de tournesol ou de carthame en tête des meilleurs facteurs de protection contre les maladies cardio-vasculaires. Ceci s'était tellement laissé dire! Mais c'est l'huile d'olive qui réalise pourtant le mieux cette protection. Il faut dire que c'est celle qui rééduque et tonifie le mieux le foie, organe de prédilection dans ce métabolisme.

Faisons simplement attention à ce que notre huile « artisanale provençale », acquise de haute lutte, ne soit pas en réalité une huile espagnole de bas de gamme, à 25 € le litre tout de même (pour touristes). C'est très courant ! L'organisme « Que choisir » signale que sur 14 produits achetés à des artisans sur les marchés pour touristes, 11 venaient d'Espagne et les 3 autres, à 20 € le litre, présentaient de tels défauts qu'elles ont été déclassées. Veillez à ce que le marketing qui « fleure bon la lavande » ne vous éblouisse pas. L'origine doit être indiquée sur l'étiquette ; toute absence rend l'huile douteuse. Selon « Que choisir », les huiles du sud de la France n'existent pas à moins de 15 € le litre ; si l'on en trouve, elles viennent d'Espagne. Par conséquent, le prix peut devenir un critère. Le goût est également un critère de choix. J'espère vous avoir aidé à faire votre sélection pour conserver des artères inusables.

L'huile d'olive vierge extra de première pression à froid est une huile de table recommandée pour chaque jour.

Appellations à décoder afin de faire le bon choix

Huile d'olive vierge

Elle provient exclusivement d'olives. Le label vierge signifie qu'elle a été extraite uniquement par pression par des procédés physiques ou mécaniques et n'a subi aucun traitement chimique, aucun solvant, ni aucun raffinage. Voici les étapes qu'elle respecte : l'extraction se fait donc sans solvant, soit par pression, centrifugation. La clarification s'effectue sans adjuvant, soit par filtration, centrifugation ou décantation. La désaération (séparation de l'air et de l'huile) se fait sans raffinage, à température ordinaire, sous vide, ou selon les autres traitements mécaniques autorisés.

Huile d'olive vierge de 1re pression à froid

Elle garantit que l'huile n'a pas été soumise à une température supérieure à 27°C lors du pressage. Pour certains experts, l'appellation « huile d'olive vierge » respecte déjà automatiquement le principe de la 1re pression à froid.

Huile d'olive vierge de 1re pression à froid biologique

Elle vous garantit en plus, que les olives utilisées sont issues d'une culture biologique.

Huile d'olive

Elle provient exclusivement d'olives, mais qui sont souvent de moins bonne qualité. A la différence de l'appellation vierge, on autorise ici la vapeur d'eau pour la clarification et l'utilisation de lessives alcalinisantes (soude caustique par exemple) pour la désacidifier.

Huile d'olive raffinée ou huile pure d'olive raffinée

Il s'agit d'huiles d'olives vierges qui ont été raffinées.

Huile pure d'olive

C'est un mélange d'huile d'olive vierge et d'huile d'olive raffinée.

Huile d'olive extra, fine et courante ou demi-fine

Cette notion d'extra fait appel à l'acidité de l'huile d'olive qui est liée à la maturité des fruits. Plus les olives sont matures, moins a priori elles sont acides. L'huile d'olive est dite extra lorsque son acidité, exprimée en acide oléique, est inférieure ou égale à 1 %. Elle a bon goût. Plus l'acidité est faible, plus la qualité est grande.

Elle est fine quand cette acidité est inférieure ou égale à 1,5 %.

Elle est dite courante ou demi-fine lorsqu'elle est inférieure ou égale à 3 %.

Cette appellation concerne les huiles alimentaires raffinées et désodorisées nommées à partir d'une graine ou d'un fruit.

« Riche en... » ou « source de... »

Ceci a trait à la teneur en oméga en général, sur les emballages d'huiles. L'AFSSA (Agence Française de Sécurité Sanitaire des Aliments), dans son rapport du 10 juillet 2003, propose, sur le plan des recommandations européennes, que la mention ait un lien avec les AJR, Apports Journaliers Recommandés. Ainsi « source de... » veut dire : au minimum 15 % des AJR et « riche en... » veut dire : au minimum 30 % des AJR. Si vous n'êtes pas très « chiffres », retenez que votre produit « riche en... » est meilleur que celui « source de... ».

L'huile de lin

C'est une des meilleures pour le bon cholestérol grâce à son bon rapport oméga 3/oméga 6 et surtout c'est de loin l'une des plus riches en oméga 3 : 50 % d'acide alpha-linolénique.

L'huile de lin est autorisée en France

Voici le texte officiel quant à l'utilisation en France : « En juillet 2006, l'AFSSA a émis deux avis sur l'utilisation de l'huile de lin dans les compléments (saisine 2004-sa-0213) et dans les aliments courants (saisine 2004-sa-0409). L'huile de lin est autorisée dans les compléments alimentaires. L'huile de lin est également autorisée dans les aliments courants pour un usage cru ou en mélange dans des huiles d'assaisonnements et/ou des matières grasses tartinables.

Longtemps interdite en France jusqu'en 2007, elle était pourtant autorisée dans tous les pays européens. La non-autorisation était difficile à comprendre : ce serait parce que l'huile de lin rancit rapidement. Et pourquoi donc le beurre est-il permis, lui qui rancit beaucoup plus vite? Une bouteille d'huile de lin au réfrigérateur peut être conservée au moins deux mois. Hélas, après cette autorisation retrouvée sous réserve qu'elle soit parfaite, elle est devenue très chère.

Composition de l'huile en acides gras

- saturés : 14 %
- oméga 9 : 18 %
- oméga 6 : 18 % acide linoléique
- oméga 3 : 50 % acide alpha-linolénique

Le lin contient des minéraux tels que le cuivre, fer, calcium, phosphore, magnésium, iode et des vitamines E, F et K.

Plante : c'est une herbe aux fleurs bleues originaire d'Asie. 5000 ans avant notre ère, cette céréale était déjà cultivée en Mésopotamie. Aujourd'hui, elle est très populaire en Chine et en Inde. On extrait une fibre de la tige du lin qui permet de fabriquer le tissu. Le lin a donné son nom aux préfixes des célèbres acide linoléique (oméga 6) et acide alpha-linolénique (oméga 3). C'est dire s'il fut et reste important !

Graine : on trouve le lin surtout dans les magasins d'aliments naturels et on le reconnaît par ses minuscules graines rouges ou brunes, de la taille de graines de sésame. La graine peut être moulue et incorporée à divers aliments : pains, céréales, salades.

Description de l'huile : son goût habituel ne convient pas à tout le monde. Il varie selon la qualité de l'huile. Mais certains producteurs soigneux et passionnés obtiennent de très bons goûts. Jusqu'à la seconde guerre mondiale, elle était couramment consommée en Europe et livrée dans des petits conteneurs, car il était connu qu'elle rancissait vite. Ensuite, l'huile a disparu peu à peu car jugée peu rentable par l'industrie comme du fait de son instabilité.

Utilisation en cuisine : elle peut s'utiliser dans des vinaigrettes. Elle doit toujours être consommée froide. Deux à trois cuillères à soupe par jour dans une « potion magique de longue vie » du matin est une très bonne idée : mélangée à des pépins de courge, des graines germées, du lait de riz, du jus d'aloé vera, etc… le tout moulu.

Bienfaits de l'huile et des graines dans les troubles de santé

Des scientifiques nous proposent aujourd'hui de l'incorporer à notre alimentation dans le but de prévenir les cancers, l'hypertension, l'arthrite rhumatoïde, certaines maladies auto-immunes comme la sclérose en plaques et les maladies cardiaques.

Elle lutte contre les problèmes de peau comme l'acné, l'eczéma, la déshydratation, le psoriasis ou encore les engelures, les brûlures, les prurits. Elle dope le système immunitaire et régule le système hormonal, soulage la ménopause. Elle soigne les muqueuses grâce à ses oméga 3 et lutte donc contre les ulcères d'estomac. Elle est un atout fantastique dans la lutte contre le diabète et les troubles hépatiques. Elle lutte contre la constipation, les tumeurs, mais aussi le stress, la dépression, l'insomnie.

La graine de lin contient 34 % de lipides dont plus de 80 % d'acides gras insaturés. L'alpha-linolénique ALA représente plus de la moitié de ses acides gras insaturés ; ce composé a un effet anti-coagulant, ce qui réduit les risques de maladies cardio-vasculaires. Elle est riche en fibres solubles et insolubles, ainsi qu'en lignane, un composé endogène du corps humain. Le lignane est un phytoprotecteur, un phytoestrogène (aide précieuse lors de la ménopause) ; c'est également un anti-oxydant.

Nos ancêtres consommaient du lin depuis longtemps. Il est vrai que Pline l'Ancien, Gandhi la recommandaient déjà vivement.

Hippocrate citait les vertus du lin dans ses traités médicinaux.

Le lin est utilisé pour nourrir le bétail qui bénéficie ainsi de l'apport d'acides gras polyinsaturés oméga 3. Quand nous mangeons ces viandes, nous bénéficions directement de cet apport : « nous sommes ce que nous mangeons ». Ajoutées au régime alimentaire des poules, les graines de lin permettent de produire des oeufs dix fois plus riches en acides gras oméga 3. Ces nouveaux oeufs « améliorés » représenteraient déjà 4 % du marché national canadien.

Concernant la consommation d'oméga 3, l'huile de lin peut être préférée aux huiles de poissons car certaines d'entre elles contiennent des métaux lourds (stockés dans le foie des poissons).

Témoignages

Une étude a été faite au Québec sur des personnes en bonne santé. Pendant 23 jours, elles ont pris 40 g d'huile de lin par jour, soit environ un peu plus de 3 cuillères à soupe. L'agrégation des plaquettes sanguines a diminué, c'est signe qu'elle contribue à la protection cardio-vasculaire.

Un autre essai a été fait chez des participants atteints d'artériosclérose. Pendant 12 semaines, leur alimentation a été enrichie en huile de lin. Leur taux de mauvais cholestérol a fortement baissé.

Les graines et l'huile sont intéressantes

Pour profiter pleinement des bénéfices de la graine de lin, il faut avant tout briser la petite coque qui entoure chaque graine. Notre organisme n'est pas en mesure de le faire de lui-même. Il convient de moudre les graines (moulin à café ou mixer par exemple) sans les transformer en pâte ce qui annihilerait une partie de leurs bénéfices.

L'huile de lin connaît un succès croissant en Suisse, Allemagne, Belgique, Angleterre. Elle a été notamment mise en avant par la fameuse doctoresse suisse Kousmine qui l'a introduite dans sa crème Budwig au petit-déjeuner, pour guérir cancers et scléroses en plaques.

L'huile de lin est une des huiles alimentaires de table les plus indiquées. Mais les difficultés à convaincre sont nombreuses. On en trouve au goût excellent mais elles sont rares et chères.

L'huile de noix

Composition de l'huile en acides gras

- saturés : 8 %
- oméga 9 : 18 % d'acide oléique
- oméga 6 : 64 % d'acide linoléique
- oméga 3 : 10 % d'acide alpha-linolénique

Elle est riche en vitamine B6, magnésium et fer. L'huile de noix contient un peu de vitamine E à raison de 0,003 %, nettement moins que l'huile d'olive qui en contient 0,012 % et que l'huile de germe de blé avec 0,25 %.

Arbre : le noyer mesure en moyenne entre 10 à 30 mètres. Il serait originaire du Proche Orient. C'est un arbre qui, à l'état sauvage, aime pousser dans des parcelles isolées.

Fruit utilisé : la noix. Elle est notamment cultivée en France, comme en Isère et en Corrèze. Il existe plusieurs variétés, dont la franquette qui est grosse et très savoureuse, et la corne qui est fine au goût.

Fabrication de l'huile : les noix sont séchées plusieurs mois ; on en retire la coquille pour libérer les cerneaux qui sont ensuite cassés puis réduits en pâte. On obtient 1 litre d'huile à partir de 2 kg de cerneaux de noix.

Description de l'huile: elle est très parfumée et de couleur vert-jaune. Elle doit être conservée au réfrigérateur une fois ouverte et consommée – toujours non chauffée – dans les 3 mois, car elle rancit assez rapidement.

Utilisation en cuisine: elle s'accommode très bien de salades un peu amères telles que l'endive, le pissenlit mais aussi de salades de carottes, de haricots, de betteraves, de la salade de mâche aux foies de volaille et aussi avec les poissons grillés.

Bienfaits dans les troubles de santé

Elle est d'abord hypocholestérolémiante, c'est-à-dire qu'elle fait baisser le taux de cholestérol. Elle combat l'artériosclérose, lutte contre l'hypertension et l'inflammation. Riche en oméga 3, elle contribue à renforcer le cœur et les vaisseaux sanguins. Elle nourrit le cerveau qui est composé de 60 % d'acides gras et en particulier d'oméga 3. Elle lutte contre les maladies dégénératives comme Alzheimer. Elle est précieuse pour prévenir et lutter contre les dépressions.

Selon les études du Dr Emilio Ros de l'Hôpital de Barcelone en Espagne, « les noix diffèrent de toutes les autres noisettes à cause de leur contenu élevé en acide alpha-linolénique (ALA), base des Omega 3, qui s'opposent à la formation d'athéromes, ces plaques composées de dépôts de mauvais cholestérol.

Les autres composants bénéfiques dans les noix sont l'arginine, l'acide folique, les fibres, le gamma-tocophérol, et d'autres antioxydants, qui pourraient aussi contribuer à empêcher l'artériosclérose. Si on compare le régime de noix avec le fameux régime méditerranéen, le régime de noix a augmenté la vasodilatation-endothélium dépendante de 64 % et a réduit les niveaux d'adhérence vasculaire des cellules de 20 %. En outre, le régime de noix a diminué le taux de cholestérol total. Les changements furent inversement proportionnels aux changements du taux de cholestérol LDL, suggérant que le bénéfice du régime aux noix est conditionné par des changements dans le profil des lipides ».

L'AFSSA la place en tête des sources alimentaires d'oméga 3. Ce n'est pas tout à fait exact mais bravo quand même !

Pour notre santé, il est donc bon d'utiliser l'huile de noix de façon régulière dans notre alimentation. En plus, elle a un très bon goût, original. Mais elle n'est pas bon marché.

Si vous êtes en rupture d'huile ou pour varier les plaisirs, sachez que si vous mangez 15 noix par jour, vous avez la ration nécessaire et suffisante en oméga 3 !

L'huile de chanvre

Composition de l'huile en acides gras

- saturés : 10 % dont 6 % d'acide palmitique, 3 % d'acide stéarique
- oméga 9 : 12 % d'acide oléique
- oméga 6 : 58 % dont 55 % d'acide linoléique, 2 % d'acide gamma-linolénique, 1 % d'acide arachidonique
- oméga 3 : 20 % d'acide alpha-linolénique

La graine est également riche en protéines, glucides, fibres avec une bonne présence de la vitamine B1.

Les graines de chanvre contiennent neuf acides aminés essentiels ; seule l'isoleucine est très peu présente. Les graines de chanvre contrairement aux graines de soja, ne contiennent pas d'inhibiteur de la trypsine qui est une enzyme qui digère les protéines ; de ce fait, les protéines du chanvre se digèrent mieux. Vous pouvez les consommer directement.

Arbre : c'est une plante herbacée originaire d'Asie pouvant atteindre 7 mètres. Les tiges permettent de produire des fibres très résistantes qui rentrent notamment dans la fabrication de matériaux de construction, de papier mais aussi de vêtements. Sa production nécessite nettement moins de pesticides que celle du coton. Pour l'anecdote, sachez que les Egyptiens écrivaient sur des parchemins de chanvre. On dit aussi que la première Bible a été écrite sur du papier de chanvre.

Fruit utilisé : la graine de chanvre (chènevis). Le chanvre et la marijuana appartiennent à la même espèce qui est la Cannabis sativa, mais les variétés utilisées pour l'huile sont très différentes concernant la teneur en THC, qui est l'ingrédient psychoactif du cannabis.

Description de l'huile : jaune-vert, bon goût assez neutre.

Utilisation en cuisine : après l'huile de lin, c'est l'huile la plus intéressante à consommer sans modération à cause de sa teneur forte en oméga 3. Elle accommode très bien les salades et les carpaccios.

Bienfaits dans les troubles de santé

Elle est hypocholestérolémiante. Ses vertus sont très proches de celles de l'huile de bourrache et de ce fait, on l'utilise surtout pour tous les problèmes de peau : dessèchement, vieillissement, rides... Elle contient notamment des acides gamma-linoléniques qui luttent contre les radicaux libres. Ses acides gras essentiels nourrissent les cellules de l'organisme en bon gras. Ses propriétés thérapeutiques sont importantes : anti-inflammatoire, anti-infectieuse, protection du cœur et des vaisseaux.

Elle contient également de l'acide gamma-linolénique : AGL. L'AGL peut être fabriqué par le corps à partir de l'acide linoléique. Le processus de synthèse est très lent et est même souvent perturbé par la vieillesse ou la maladie. Par conséquent, il est toujours intéressant de pouvoir l'apporter directement par l'alimentation.

L'huile de chanvre est une des rares sources végétales de cet acide. Les autres sources d'AGL sont la bourrache et l'onagre, mais leur goût est si particulier et leur prix si élevé qu'elles sont consommées sous forme de capsules molles. Par contre, l'huile de chanvre présente un bon goût, ce qui permet par exemple de l'inclure dans des sauces pour salade. Mais il ne faut pas la faire frire ou la cuire.

Avec son taux d'oméga 3 pouvant atteindre 20 % dans de bonnes conditions d'extraction, elle est en tête de nos conseils nutritionnels comme huile de table. Elle est cependant un peu plus chère que l'huile de noix et bien plus chère que l'huile de colza bien entendu.

L'huile de colza

Composition de l'huile en acides gras

- saturés : 7 %
- oméga 9 : 60 % d'acide oléique
- oméga 6 : 22 % d'acide linoléique
- oméga 3 : 8 à 12 % d'acide alpha-linolénique

Colza et canola sont quasiment la même plante : on dira que le canola est le colza du Canada. Quelques petites différences minimes existent puisque « notre » colza contient 0 % d'acide érucique et moins de 1 % de glucozinolate alors que pour le canola, on en compte respectivement jusqu'à 2 % et 0 % dans le tourteau. C'est que les vaches canadiennes ont des papilles plus délicates !

L'huile de colza, qui a été consommée depuis des siècles en Asie, n'est pas la même que l'huile de colza d'aujourd'hui. Celle-ci est dérivée d'une hybridation du colza. Il y a quelques dizaines d'années, l'huile de colza a été interdite après que l'on eut observé l'effet toxique d'un de ses composants (acide érucique), qui aurait provoqué des lésions fibrotiques au cœur. Afin que le consommateur averti ne repousse pas ce nouveau produit, on le nomma « canola ».

En France, on l'appelle le colza primor pour le distinguer d'avec l'ancien. La polémique a battu son plein et le doute plane encore tant le marketing mondial a déployé ses forces outrancières pour nous convaincre. Le colza, même biologique, serait donc génétiquement modifié, puisque le colza originel et séculairement consommé est interdit à la consommation depuis une dizaine d'années.

Nous attendons les conclusions d'études sérieuses. Personnellement, je pense qu'il vaut mieux consommer toutes les autres huiles citées plus haut car 10 % d'ALA, c'est beaucoup de bruit pour un résultat bien moyen !

L'huile de colza contient de la vitamine E qui lutte contre l'oxydation.

Plante : elle appartient à la famille des crucifères comme le chou.

Fruit utilisé : les graines de colza.

Fabrication de l'huile : les graines de colza peuvent fournir jusqu'à 45 % d'huile.

Description de l'huile : elle a un goût neutre.

Utilisation en cuisine : elle se marie bien avec la salade de pomme de terre, de betterave rouge, de chou et de mâche. Vous pouvez l'utiliser pour faire les mayonnaises. On ne la cuit pas.

Autre utilisation : elle peut s'appliquer sur la peau qu'elle va nourrir, notamment grâce à sa vitamine E.

Bienfaits dans les troubles de santé : anti-athéromateuse, anti-thrombus, hypocholestérolémiante, antioxydante, elle protège de tous problèmes cardio-vasculaires et de la maladie d'Alzheimer.

L'huile de canola (colza) est mentionnée par le Dr Bourre, chercheur, pour sa richesse en oméga 3, comme l'huile de noix et l'huile de soja. Pour lui, la meilleure source serait l'huile de canola, puisque l'huile de noix comporterait un risque de rancissement et l'huile de soja contiendrait malheureusement aussi beaucoup d'oméga 6, un autre type d'acides gras qui limite les effets bénéfiques des oméga 3. Il suffirait d'une seule cuillère à soupe d'huile de colza ou canola pour combler la moitié de nos besoins journaliers. Avec son bon acide oléique élevé et son bon acide alpha-linolénique à plus de 10 %, elle se place au deuxième rang derrière l'huile d'olive pour l'acide oléique, mono-insaturé. Mais elle ne contient que 5 % d'acide palmique gras saturé contre 12 % dans l'huile d'olive.

Le docteur Jacques Fricker et Dominique Laty, dans « Le Régime Crétois » écrivent : « L'huile de colza est la plus intéressante car c'est la seule à être riche en acides gras mono-insaturés et en acides gras oméga 3 ».

Elle peut donc être considérée comme une bonne huile de table courante.

L'huile de noisette

Composition de l'huile en acides gras

- saturés : 7 à 10 %
- oméga 9 : 80 % d'acide oléique
- oméga 6 : de 6 à 8 % d'acide linoléique
- oméga 3 : 0,1 % d'acide alpha-linolénique

Plante : l'arbre noisetier.

Fruit utilisé : la noisette.

Description de l'huile : elle est de couleur ambre et parfumée. Elle est très digeste.

Utilisation en cuisine : elle accompagne bien les salades de pommes de terre, de lentilles et de haricots, ainsi que les poissons et les pâtisseries.

Autre utilisation : c'est une bonne huile de massage, plus fluide que l'amande douce ; elle pénètre rapidement la peau, sans laisser de traces.

Bienfaits dans les troubles de santé

Elle favorise le bon cholestérol. Elle nourrit très bien la peau. Elle lutte contre l'anémie, les lithiases, la trop forte ou trop faible tension, la stérilité, l'impuissance. Elle est vermifuge.

On la trouve peu dans le commerce et on l'utilise peu en huile de table. On peut se rattraper en consommant de la purée de noisettes qui contient beaucoup d'huile de noisette et qui est très nutritive. Il faut savoir que cette huile est très pauvre en acides gras poly-insaturés et beaucoup trop riche en acides gras mono-insaturés. Ce n'est donc pas une huile de consommation courante.

Plusieurs études médicales ont pourtant démontré qu'en la consommant, on bénéficie de ses bienfaits pour la santé : elle est hypocholestérolémiante, réduit le risque de maladies cardio-vasculaires et de diabète de type 2, diminue le risque de calculs biliaires chez l'homme et le risque d'ablation de la vésicule biliaire et de cancer du côlon chez la femme. La consommation de 70 g de noisettes chaque jour induit une baisse du cholestérol total et surtout du mauvais LDL. Il faut dire que la noisette se distingue des autres fruits oléagineux par son contenu très élevé en acides gras monoinsaturés (presque exclusivement sous la forme acide oléique) et plutôt faible en acides gras polyinsaturés et saturés.

L'huile d'argan

Composition de l'huile en acides gras

• saturés :	19 %
• oméga 9 :	43 % acide oléique
• oméga 6 :	37 % acide linoléique
• oméga 3 :	0 % acide alpha-linolénique
• insaponifiable :	1 % stérols.

Elle contient de la vitamine E.

Arbre : l'arganier est un arbre du Maroc pouvant aller jusqu'à 10 mètres et dépasser 200 ans, c'est une espèce qui a été reconnue par l'Unesco en 1999 comme appartenant au patrimoine mondial.

Fruit utilisé : l'argane, fruit vert à noyau qui ressemble à une olive. L'huile est produite à partir de l'amandon, ou petite amande, qui se trouve à l'intérieur du noyau.

Fabrication de l'huile : obtenir un litre selon la fabrication artisanale, nécessite 8 h de travail.

Description de l'huile : saveur délicate et douce.

Utilisation en cuisine : elle se mélange bien avec les tagines, les couscous après cuisson, les salades, les poivrons et tomates grillées, avec le carpaccio de bœuf, des viandes fortes, trempée dans du pain. Il ne faut pas la faire chauffer.

Autre utilisation : pour nourrir la peau desséchée, selon une croyance pour retrouver une taille de guêpe en prenant 2 cuillères à jeun le matin 2 h avant le petit déjeuner. Mettre aussi quelques gouttes dans l'eau du bain pour nourrir la peau ; elle fortifie les cheveux et les ongles cassants.

Bienfaits dans les troubles de santé

Elle lutte contre le vieillissement (grâce à la vitamine E et à la présence de substances insaponifiables), le mauvais cholestérol, l'acné, les brûlures. Ses propriétés antioxydantes fortes la font conseiller contre le vieillissement précoce.

Son prix très élevé impose qu'on l'utilise peu en huile de table.

La cuisson des huiles alimentaires

Les bons ustensiles de cuisine

Il ne sert à rien d'acheter des aliments sains si on ne les cuisine pas correctement.

La cuisson à l'eau élimine des aliments toutes leurs vitamines et leurs oligo-éléments, perdus pour notre organisme. La modification des aliments par déstructuration (le pire est le micro-ondes) crée dans notre corps une énergie déstructurante et une digestion difficile de surcroît. Un degré de cuisson trop élevé détruit en premier lieu toutes les vitamines, puis une partie des sels minéraux, des oligo-éléments et des acides aminés.

L'obligation d'utiliser des matières grasses dans la cuisine habituelle est la course en avant au mauvais cholestérol et donc aux maladies cardio-vasculaires. Il faut savoir que, pour faire cuire, il n'est nul besoin de beurre, de margarine, ni même d'huile.

Les bons ustensiles en inox spécial « plusieurs épaisseurs » répondent à ces exigences : chaleur de cuisson inférieure à

100°C, sans eau (sauf un peu pour le riz, le quinoa, etc.. qui doivent absorber l'eau), sans gras, en bonne conservation thermique. Ils permettent donc de cuisiner plus sain et meilleur pour la santé. Avec certaines casseroles, vous pouvez cuire en même temps la viande, les légumes, une poire,... sans que l'un prenne le goût de l'autre.

Avec ce type d'ustensiles, la cuisson est optimale et préserve les qualités nutritives. La température est répartie sur toute la surface du fond et des parois pour une cuisson douce, sans risque d'attacher. Ces ustensiles en inox massif à forte teneur en chrome (18 %) et en nickel (10 %) ont un rendement thermique exceptionnel. De plus, ils conservent la température pendant le service à table.

Certes, ils représentent un investissement mais c'est pour toute une vie !

Quelles huiles peut-on cuire ?

Nous venons de voir que l'on peut cuire sans huile

Nous avons déjà appris dans ce livre que les hautes températures détruisent les qualités nutritives des huiles. Cette cuisson produit en outre des substances nocives. Alors, comment faire s'il faut quand même les cuire ?

Les acides gras essentiels insaturés (voir ce chapitre) se dénaturent partiellement quand on les chauffe et deviennent des substances indigestes et nocives : goudrons et acroléine (aldéhyde acrylique), lequel se dégage en vapeurs dans l'air pendant la cuisson.

Rappelons-nous que l'acroléine était employé pendant la guerre de 1914 comme gaz asphyxiant. Oh ce n'est pas si vieux : l'industrie l'utilise encore ! Et certaines maîtresses de maison aussi ! Le foie a du mal à gérer ce nouveau poison. C'est aussi une cause de cancer du foie. L'acroléine est un irritant majeur présent aussi dans la fumée de cigarette. On le trouve dans les feux de forêt. Le Canada l'a classé dans les vapeurs les plus toxiques. En effet, ce gaz brûle la peau, provoque des lésions pulmonaires et infecte le sang.

Chaque huile n'a pas le même degré de toxicité à la cuisson. La notion qu'il faut retenir est la température critique, c'est-à-dire la température de cuisson au-delà de laquelle l'huile se décompose en substances toxiques et où elle se met à fumer. L'huile de noix par exemple ne doit jamais être chauffée car cette température critique est très faible : 140°C. Par contre, l'huile d'arachide ou l'huile d'olive peuvent se chauffer jusque 210 °C, ce qui laisse de la marge, si on sait cuisiner comme nos grands-mères à feu doux!

Les précautions pour les huiles de friture :

- plonger les pommes de terre ou poissons à frire dans une huile chaude
- saler après la cuisson
- ne jamais laisser fumer ; jeter toute huile ayant fumé
- utiliser l'huile de friture 2 à 3 fois, pas plus
- filtrer l'huile après chaque utilisation

Au fil des fritures, les substances cancérigènes se multiplient : après 15 usages, votre huile est un poison.

Mais on s'égare, on s'égare... et on a vite oublié que les acides gras frits sont des acides « trans » à éviter.

Températures critiques ou points de fumage des huiles courantes

• huile d'arachide	220°C
• huile d'olive	210°C
• huile de tournesol	160°C
• huile de sésame	150°C
• huile de soja	150°C
• huile de noix	140°C

Il va sans dire que nous avons compris qu'il faut utiliser les huiles de haut du tableau pour cuire. En outre, l'acide alpha-linolénique se décompose très rapidement à la chaleur. Comme ce critère est certes important, on a toléré l'huile de tournesol pour frire car cette huile contient moins de 2 % de cet acide. Mais le raisonnement ne tient pas car l'huile de tournesol contient beaucoup d'acide linoléique qui se détruit aussi à la chaleur. C'est donc une erreur que de la conseiller et il vaut donc mieux ne pas l'utiliser.

L'huile d'arachide convient parfaitement pour la cuisson car :

- le point critique est loin des 170° à 180°C habituels dans les huiles de friture.
- elle n'est pas chère
- elle ne contient pas d'oméga 3 qui seraient détruits à la cuisson
- son point de fumage est supérieur à celui de l'huile d'olive
- elle contient moins d'acides gras saturés que l'huile de palme et de coprah
- elle se conserve longtemps

La lécithine de soja est prépondérante dans l'alimentation journalière

La lécithine est une substance secrétée par le foie et présente dans notre corps, à des taux souvent insuffisants pour lutter contre le mauvais cholestérol. Elle est vitale car elle détruit le mauvais cholestérol, ce que nos organismes n'arrivent plus à faire selon notre mode d'alimentation.

Les effets hypocholestérolémiants majeurs

Ils ont été découverts en 1958 par le Dr Lester M. Morrison. Des études cliniques ont mis en évidence une relation proportionnelle entre l'espérance de vie et le taux de bon cholestérol, le HDL-cholestérol, et une relation inversement proportionnelle entre ce premier paramètre et le taux de mauvais cholestérol, le LDL-cholestérol. Les laboratoires d'analyse de sang vous présentent leurs résultats de cette façon.

Des études scientifiques ont démontré que la lécithine de soja soutient l'action de la lécithine déjà présente dans notre organisme face à une alimentation trop riche en graisses saturées, l'une des causes des maladies cardio-vasculaires. Elle contribue à émulsifier ces graisses, freinant ainsi leur absorption. De plus, la lécithine est riche en choline et inositol intervenant sur le métabolisme hépatique des graisses, favorisant ainsi l'élimination par le foie du cholestérol en excès. Pour les diabétiques en outre (et les autres), l'inositol et la choline sont des composants de la lécithine, un élément constitutif important des membranes cellulaires, primordial pour le transport des nutriments et leur livraison dans les cellules.

Les autres effets sur le cerveau et le sang

Elle est également connue pour son activité contre le stress, la fatigue et pour sa faculté à stimuler la mémoire. Les phospholipides présents dans la lécithine de soja entrent dans la composition des cellules nerveuses du cerveau. On peut donc conseiller efficacement la lécithine pour la préparation des examens. Elle augmente la concentration et agit sur les troubles passagers ou durables de mémoire.

La lécithine de soja contient aussi de la vitamine E, antioxydant puissant, donc anti-vieillissement et ennemi des graisses en excès. Enfin, le soja est une source non négligeable de minéraux, vitamines du groupe B et caroténoïdes.

Les femmes japonaises, qui consomment beaucoup de soja, souffrent beaucoup moins de « bouffées de chaleur » que les autres.

La lécithine est importante pour les troubles de la croissance chez l'enfant ou l'adolescent, dans les cas d'asthénie physique et asthénie intellectuelle, pour la sphère cardiovasculaire : artériosclérose, hypertension artérielle, infarctus, agrégations plaquettaires, accidents vasculaires cérébraux, artérite, maladies de cœur et maladie d'Alzheimer.

C'est une assurance vie. Je la suggère à tous, à longueur d'année.

Deux cuillères à soupe par jour de lécithine en poudre parsemée sur ses mets, ou 6 gélules molles de 500 mg améliorent la santé, liquéfient aussi le sang. C'est la principale vente mondiale des magasins diététiques.

Je considère que la lécithine de soja fait partie de l'alimentation.

Les compléments alimentaires nécessaires pour combattre le cholestérol

Voici maintenant des compléments alimentaires nécessaires pour toute personne ayant du fil à retordre avec ses analyses médicales et ses régimes affreusement restrictifs pour cause d'excès de cholestérol.

Le jus ou gel d'aloe vera

Je préconise le jus extrait des feuilles entières et pressées à froid. C'est un complément alimentaire complet puisqu'il contient des quantités de minéraux, oligo-éléments, acides aminés. La médecine ayurvédique lui reconnaît des vertus hypoglycémiantes. En Inde, une étude portant sur 5000 patients pendant 5 ans, avec une dose quotidienne de 100 g de gel d'aloé et 20 g de psyllium, a montré des baisses de cholestérol, triglycérides et glycémie.

Certains la considère comme une « plante miracle » au vu de ses sphères d'intervention.

Ses actions sont innombrables. Pour davantage de détails, vous pouvez vous reporter à mon livre *Les compléments alimentaires.*

La vitamine C

Une étude a montré qu'un apport de 2000 mg de vitamine C par jour, réduit le taux de sucre, de cholestérol et de triglycérides sanguins.

En outre, la vitamine C permet l'assimilation du fer. C'est un antioxydant majeur qui empêche les lésions radiculaires qui peuvent favoriser le développement des maladies. Elle freine donc ou empêche l'arrivée des maladies. On l'utilise de plus en plus en prévention du cancer. Elle augmente la résistance aux infections. Elle combat l'anémie.

Sa consommation journalière est un gage de longue vie.

C'est dans l'acérola et non pas dans les vitamines C chimiques de synthèse que vous trouverez votre bonheur. 400 mg d'acérola pur contiennent 100 mg de vitamines C. Achetez des gros pots moins onéreux où l'inscription acérola n'est pas qu'un doux rêve. Vérifiez les formules en tout petit derrière le pot. On trouve des comprimés d'acérola pur titrés à 500 mg.

Le chrome

Le chrome réduit le mauvais cholestérol LDL et augmente le bon HDL. Le Docteur

Rebecca Riales de Virginie a démontré que la prise de chrome augmentait très fortement le taux de bon cholestérol.

Il a aussi un rôle primordial dans l'amélioration du métabolisme en cas de diabète chronique, sucré, ou en cas d'excès de sucre momentané, ce qui est le cas de tous. Le chrome améliore la tolérance au glucose, c'est-à-dire qu'il fait en sorte que l'insuline soit utilisée à meilleur escient. Il se trouve que la consommation excessive de sucre produit une fuite du chrome vers les urines. Il faut donc le reconstituer. Le chrome permet aussi de contrôler l'appétit, en agissant indirectement sur l'hypothalamus, centre de régulation de la faim et de la satiété.

On trouve le chrome dans les céréales complètes biologiques, germées ou non, dans la levure alimentaire, le foie et aussi dans une moindre mesure dans les pommes de terre avec leur peau, les cuisses de poulet, les légumes frais, le fromage, le pain complet, le bœuf.

Le fenugrec

Le fenugrec était en haute estime en Égypte, en Inde, en Grèce, à Rome et surtout au Maroc où il figure en première place comme plante recommandée. Le fenugrec reste très utilisé dans le monde ; il est largement cultivé en Inde et en Chine, et utilisé comme légume. Il existe dans la littérature médicale divers articles portant sur l'utilisation du fenugrec dans différentes situations. Il a un effet hypoglycémiant et hypolipidémiant, le rendant utile comme adjuvant dans le traitement du diabète et de l'hypercholestérolémie.

Les graines de fenugrec contiennent 50 % de fibres (30 % de fibres solubles et 20 % de fibres insolubles), ce qui peut diminuer l'hyperglycémie postprandiale (augmentation du sucre dans le sang après un repas) et donc constituer un mécanisme secondaire de leur effet hypoglycémique.

Les tisanes de fenugrec étant tellement difficiles à boire, on peut le prendre en gélules de plantes sèches à raison de 6 grammes répartis sur une journée. On peut aussi faire tremper les graines pendant la nuit, et bien les mâcher au lever.

Le nopal

Cette figue de Barbarie est une des plantes médicinales les plus utilisées par les Indiens d'Amérique. Une équipe franco-tunisienne vient de démontrer, grâce à une étude sur l'animal, qu'un supplément de poudre de nopal réduit le poids. Les chercheurs ont également mis en évidence une baisse du taux de sucre et une augmentation du bon cholestérol dans le sang. Son action est réelle car j'en connais effectivement les résultats.

La luzerne

C'est une plante qui améliore le métabolisme du cholestérol, diminue les rhumatismes, les hémorragies, les ulcères, prévient le cancer du côlon, désacidifie. On la trouve en gélules.

Le chrysantellum americanum

L'extrait fluide ou l'usage en gélules est un puissant draineur général qui diminue le mauvais cholestérol. Il est hépatoprotecteur et préserve le foie des excès alimentaires, de l'alcool, des restes d'hépatites. Il protège aussi le pancréas et facilite la sécrétion de la bile et la digestion.

Les flavonoïdes de cette plante créent une action bénéfique sur le système circulatoire. Ils aident à soulager les artérites des membres inférieurs et à améliorer la microcirculation des pieds et des mains. Ils soulagent les jambes lourdes, améliore l'irrigation sanguine ralentie et ses effets.

L'harpagophytum

Sa racine est l'amie du foie et donc de la vésicule biliaire. Elle aide au bon mécanisme du cholestérol. Elle est utile dans les problèmes de prostate. Elle est anti-inflammatoire même s'il faut faire attention car elle peut créer des douleurs d'estomac. Elle élimine l'acide urique. On l'emploie beaucoup dans les douleurs dorsales et les rhumatismes.

La fumeterre

La fumeterre est une plante dépurative. Elle lutte contre l'ecès de cholestérol et aussi contre l'artériosclérose. C'est un bon draineur et laxatif naturel.

Le thé vert

On en utilise les feuilles. Il est diurétique et aide le système digestif. Il lutte contre le « mauvais » cholestérol et contre le cancer. C'est une plante sérieuse quant à la baisse des toxines et du poids par la tonification des organes émonctoires qu'elle engendre.

La sauge

Elle aide en cas de déprime, de problèmes hormonaux féminins. Elle combat les rhumes et maux de gorge. Elle est utile contre le mauvais cholestérol. Une bonne décoction de 3 minutes constitue l'élixir des centenaires.

Le thym

Il a une action antiseptique. Il combat les rhumatismes. Il lutte contre l'artériosclérose, le mauvais cholestérol et l'arthrite. Il stimule le système digestif et combat les coliques et les diarrhées. Il aide en cas de coqueluche. Il contribue à réparer les eczémas. Il est très utile en cas de grippe, de toux et de problème de perte de voix. Il régule la tension trop faible. Il aide la prostate. Prenons-le en infusion.

Le miel de romarin

Il stimule le foie. Il combat l'asthénie et les rhumatismes. Il est utile en cas d'abcès et de furoncles. Il combat l'artériosclérose et agit contre le mauvais cholestérol. Il est utile contre les calculs biliaires et rénaux. Il donne de la vigueur au coeur et combat la fatigue. Il est une aide en cas de coqueluche. Il lutte contre les diarrhées et combat les coliques. Il contribue à réparer les eczémas. Il fortifie l'organisme et lutte contre la grippe et l'aphonie. Il régule les problèmes d'hypertension et d'hypotension. Il est l'ami de la prostate. Il nettoie la rate.

Les huiles essentielles

Les huiles essentielles de thym, citron, orange, semences de carotte et surtout romarin sont efficaces quant au métabolisme du cholestérol et ses excès.

La levure de riz rouge

C'est le produit d'un champignon microscopique du riz. Il est plus efficace et moins cher que les statines de synthèse habituelles. Il est naturel.

Les études menées en Chine et en Italie ont montré des fortes baisses de cholestérol LDL et des triglycérides. Le taux de cholestérol total a baissé jusqu'à 30 %. Et le taux de bon cholestérol HDL a augmenté. Le marqueur d'inflammation cardio-vasculaire protéine C-réactive a aussi baissé. Une étude réalisée sur 4000 sujets en Chine a montré une baisse du taux de rechutes et de décès après un infarctus.

Les huiles de poisson

On les trouve en gélules molles pour nous apporter des acides gras oméga 3 (EPA et DHA) qui aident à lutter contre les mauvaises graisses et contribuent au bon fonctionnement cardio-vasculaire. Il vaut mieux avoir recours à cet « automatisme » que de prendre la résolution de manger plus de saumon cru et en fait ne jamais pouvoir le faire.

Les antioxydants

Ils luttent contre les radicaux libres et sont très efficaces pour diminuer le cholestérol total et particulièrement le mauvais.

Les principaux sont :

- la vitamine C
- la vitamine E
- la vitamine P ou flavonoïdes contenues par exemple dans la peau de raisin (le vin rouge est antioxydant), le chocolat (sympa !), le ginkgo biloba
- la provitamine A ou béta-carotène
- le zinc
- le sélénium
- 2 enzymes à prendre en compléments naturels : la superoxyde dismutase (SOD) et la glutathione peroxydase (GPx)
- l'huile de son de riz
- l'acide alphalipoïque
- co-enzyme Q10
- le jus d'herbe d'orge
- l'extrait de papaye fermenté

L'huile de son de riz

Elle contient plus de 100 antioxydants et des vitamines, minéraux, enzymes, acides gras. Mais surtout elle contient des tocotriénols (famille des vitamines E) capables de faire baisser, à eux seuls, le mauvais cholestérol de 30 %. Elle contient de l'acide alphalipoïque, grand antioxydant aussi. Ses fibres contenues font aussi baisser le cholestérol. C'est un complément polyvalent intéressant, particulièrement pour les diabétiques d'ailleurs.

Elle est parfaitement digeste et assimilable.

La vitamine E

Antioxydante majeure, elle lutte contre le vieillissement de la peau et des cellules, les rides, la stérilité, les troubles nerveux, la formation de caillots dans les vaisseaux sanguins en rendant les plaquettes sanguines moins collantes. Elle lutte également contre le mauvais cholestérol. Elle favorise la cicatrisation.

Selon les dernières études statistiques, elle est souvent en carence à 100 % dans notre organisme. Par conséquent, une prise « au long cours » de 10 mg par jour est recommandée.

Vitamine B5 ou acide pantothénique

Elle contribue à la réduction des taux de lipides sanguins. Les chercheurs, à la fin des années 1980 et au début des années 1990, ont étudié sa capacité à réduire le cholestérol. La réponse est très positive.

Selon une synthèse récente, la prise de 600 mg à 900 mg par jour de pantéthine entraîne une réduction de 20 % à 25 % des triglycérides sanguins. On l'utilise ainsi en Italie et en Allemagne. Cette vitamine a en outre des effets anticoagulants, antioxydants et vasodilatateurs. C'est l'amie du système cardio-vasculaire qu'elle protège.

On la trouve bien dans les graines germées, les céréales, la levure de bière, les légumes verts et la gelée royale.

Le psyllium

C'est l'enveloppe du psyllium qui est une fibre soluble efficace pour normaliser le métabolisme du cholestérol. En prise de 3 à 10 g par jour de ces fibres pendant un mois, le taux de mauvais cholestérol baisse déjà de 10 %.

Par ailleurs, ces fibres aident à maintenir un poids stable, contrôlent la glycémie, réduisent les inflammations intestinales.

On peut prendre le psyllium sous forme de graines entières. Dans ce cas, il faut les laisser tremper deux heures et les avaler avec beaucoup d'eau pour éviter l'obstruction du tube digestif. En poudre avec de l'eau, c'est plus simple! Laissons-le agir le ventre creux et sans manger ensuite tout de suite.

Ces graines trempées sont efficaces pour

- l'excès de cholestérol: 2 fois 10 g par jour
- la constipation: 3 fois 10 g par jour
- l'intestin, le colon irritable, les diverticules, l'ulcère: 3 fois 10 g par jour
- la diarrhée: 4 prises de 10 g chacune

L'efficacité globale sur la santé est remarquable.

Le son d'avoine

Ce complément alimentaire ralentit la pénétration des sucres dans le sang. Lorsqu'un glucide est accompagné de trois cuillères à soupe de son d'avoine, la pénétration est moins violente. Le pancréas est déjà fatigué par ses réactions violentes dont la répétition conduit à l'épuisement. Il apporte en outre toutes les vertus de l'avoine explicitées par ailleurs.

Mais c'est surtout une source de fibres solubles et donc hypoglycémiante. De plus, les diabétiques et les obèses apprécieront car ce son diminue l'index glycémique du bol alimentaire.

La gelée royale

Elle a une grande richesse en toutes les vitamines importantes : A, B1, B2, B3, B5, B6, B7, B8, B9, B12, C, D, E, H, K, PP. La vitamine B5 est très importante car elle agit sur le surplus de triglycérides et le mauvais cholestérol. La vitamine B6 améliore le métabolisme du magnésium et aide le cœur. Le fonctionnement hormonal de la femme est également amélioré. Les vitamines A, D et K ne sont qu'à l'état de traces.

La prise de gelée royale se fait à raison de 500 mg à 1 g par jour à jeun.

C'est encore plus la synergie entre tous ses composants qui fait la richesse de ce complément alimentaire. Dans cet esprit, le pollen vient la compléter parfaitement.

La spiruline et la chlorella

Le but de ce complément alimentaire est de relancer le métabolisme par un apport de matériaux en carence dans l'organisme. Il importe peu qu'une algue contienne plus ou moins de magnésium qu'une autre. La véritable problématique est que notre organisme est carencé en un ou deux composants et on ne sait pas forcément lequel. En prenant une algue riche en tout, on joue gagnant. La spiruline a beaucoup d'atouts dans son jeu.

Les protéines végétales sont meilleures que la viande pour la santé. La spiruline a une qualité protéinique exceptionnelle. Cette valeur est même supérieure à celle de bon nombre de végétaux qui manquent de certains acides aminés essentiels. La spiruline est absolument complète et bien équilibrée en acides aminés dont les proportions ressemblent étrangement à celles du lait de femme. C'est dire ! De plus, contrairement aux viandes, elle ne contient pas les graisses saturées, pesticides, toxines, antibiotiques et autres médicaments…

Entre autres propriétés, citons ici celles qui nous intéressent par rapport à la réduction du mauvais cholestérol :

- augmente le métabolisme général
- combat la dépose du mauvais cholestérol
- protège des maladies cardio-vasculaires
- répare le foie et le pancréas
- stimule l'utilisation des réserves adipeuses

Et tout cela sans toxicité, naturellement, à tout âge même très jeune, avec facilité, sans secousse ni contre-indication.

La ration de « relance » d'un organisme est de 10 grammes et la ration quotidienne d'entretien est de 5 grammes par jour le matin. Il faut l'acheter en gros conditionnement pour qu'elle ne soit pas trop onéreuse, même si la santé n'a pas de prix.

Le co-enzime Q10

Le Co-Q10 a été découvert en 1957 par le Professeur Frederick D. à l'université de Purdue en Indiana. Quatre ans après, les professeurs Peter D. et Mitchell D., de l'université d'Edimbourg, ont spécifié de quelle façon le Co-Q10 produisait l'énergie au niveau cellulaire et ont gagné le prix Nobel pour cette découverte en 1978.

Ce co-enzyme fait baisser le mauvais cholestérol LDL. Pour le Dr Mathias Rath, « le Co-enzyme Q10 est le meilleur nutriment que vous puissiez prendre pour protéger votre système cardio-vasculaire ». C'est aussi un antioxydant puissant. Le Co-enzyme Q10 est un nutriment liposoluble indispensable au bon fonctionnement de l'organisme. Il abaisse l'hypertension et aide à garder un cœur sain. Il préserve et multiplie l'activité antioxydante de la vitamine C. 10 mg par jour me semble être un bon dosage.

Des complexes alimentaires anti-cholestérol

Ils sont fabriqués en mixant les nutriments cités ci-dessus. Il en existe en magasins diététiques plusieurs sortes.

Les médicaments anti-cholestérol

Plus de 5 millions de Français prennent un médicament pour faire baisser leur cholestérol.

Pourtant, en tout état de cause, il est préférable de ne pas prendre de médicament contre le cholestérol. Le Professeur Marian Apfelbaum, nutritionniste à l'Hôpital Bichat, relate ces conclusions : « En 1974, 3 490 hommes d'affaires finlandais à risque ont été divisés en deux groupes. Dans le premier, les patients ont été suivis régulièrement, mis à la diète et ont reçu des drogues destinées à faire baisser le cholestérol ou la tension. Le second groupe de contrôle, était laissé sans traitement. Avec quinze ans de recul, les résultats se révélaient catastrophiques : c'est dans ce groupe médicalisé qu'on a relevé un excès significatif de mortalité, toutes causes confondues, cancers, accidents, homicides et suicides ».

Je suggère que l'on fasse ce même type d'expérience avec toutes les drogues et médicaments. Les résultats seraient certainement identiques.

La paix thérapeutique est nécessaire

Il nous arrive souvent de prendre des médicaments. Certains en prennent beaucoup : jusqu'à 20 par jour ! Par exemple, pour imager nos habitudes médicamenteuses, on sait que la France est la plus grande consommatrice au monde d'antidépresseurs et tranquillisants. Triste record ! Un Français sur 7 consomme des psychotropes. Nous battons les Etats-Unis de 40 %. Cette consommation a doublé en dix ans. Avec 50 boites par personne et par an, la France est le pays qui consomme le plus de médicaments (par habitant) au monde. Après 70 ans, un Français prend 10 médicaments en moyenne par jour. Médaille d'or en Europe ! Une ordonnance française compte en moyenne 4,5 médicaments, contre 0,8 dans le Nord de l'Europe. Jusqu'où ira-t-on ?

On sait que tous les médicaments acidifient l'organisme, soit justement ce qu'il ne faut pas faire. On connaît aussi tous leurs effets secondaires, pas toujours énoncés d'ailleurs.

Les médicaments peuvent provoquer des maladies au lieu de les guérir, c'est ce qu'il est convenu d'appeler la iatrogénèse médicamenteuse. En France, elle entraîne l'hospitalisation d'une personne âgée sur dix. On passe facilement d'une dose dite normale à une dose toxique car elles sont souvent très proches. « J'avais tellement mal » et l'on double la dose... Dans le service des urgences à l'hôpital, on connaît des syncopes nombreuses venant d'une intoxication par les médicaments. Ne parlons pas des erreurs de flacons, des interactions entre produits, des surdosages ou dosages inutiles.

Il en est de même pour les médicaments anti-cholestérol. Une étude récente prouve qu'un tiers des Français ont reçu des prescriptions contre le cholestérol sans détermination du LDL(mauvais cholestérol), un tiers présentait un taux de LDL dont la valeur était inférieure à la valeur préconisée par l'AFSSAPS (Agence Française de Sécurité Sanitaire des Produits de Santé) pour la prise de médicament. Ce n'est pas très sérieux !

Bouger

L'activité corporelle active les muscles et les cellules. Elle diminue l'oxydation donc le mauvais cholestérol.

Une étude présentée à Eurocancer à Paris a étudié les bénéfices d'une activité physique régulière, sur une population de plus de 500 000 hommes et femmes d'Europe.

L'étude EPIC du docteur Elio Riboli a duré 7 ans et a démontré que faire une demi-heure d'exercice par jour réduit d'environ un tiers les risques de survenance du cancer du sein, du côlon, du rein, de l'endomètre. Cette étude ouvre la porte à une solution qu'aucun médicament ne permet d'obtenir aujourd'hui. Les résultats sont là : on épargne des vies et on prévient les souffrances. Il est de notoriété publique que la surcharge pondérale et la sédentarité sont des facteurs majeurs des maladies cardio-vasculaires. Le docteur Elio Riboli explique que la mise en place est simple et accessible : « avoir une activité physique ne signifie pas que l'on soit inscrit à un club de sport huppé. C'est à la portée de tous. L'activité physique, c'est faire du vélo, du jogging, de la marche rapide ou du jardinage ou laver les vitres ou élever 7 enfants».

Il nous faut maintenant tous prendre les choses en main et nous discipliner davantage: une demi-heure de marche par jour, c'est vital.

Conclusion

Il n'est nul besoin de se lancer aussitôt dans une thérapie médicamenteuse, pour régler son problème de cholestérol. D'ailleurs, ce sujet alimente beaucoup trop nos conversations... Chacun attend la sentence de la prise de sang !

Un dysfonctionnement dans ce domaine indique une mauvaise hygiène de vie. C'est le moment d'y remédier en suivant tous les bons conseils exposés dans cet ouvrage et vous verrez alors votre bon cholestérol augmenter et le mauvais diminuer.

Et n'oubliez cependant pas que le cholestérol est nécessaire à notre organisme.

Conception
et mise en page

PCA
44400 Rezé

Achevé d'imprimer en mars 2008
sur les presses du

Groupe Horizon

Parc d'activités de la plaine de Jouques
200, avenue de Coulin
F-13420 Gémenos

N° d'imprimeur : 0803-131

Dépôt légal : mars 2008

Imprimé en France

En collaboration avec AGM
48, chemin du Bas des Vignes - 85770 VIX